Réanimation du nouveau-né en salle de naissance

Dépôt légal : Novembre 2012
I.S.B.N. : 978 2 84023 851 5
EAN : 9782840238515
Imprimé en France

Réanimation du nouveau-né en salle de naissance

Support pédagogique
(Mars 2012)

Coordinateurs :
Dr. Francis GODDE (CHU de Dijon)
Dr. Karine NORBERT (CHU de Tours)

Groupe de Travail
« Réanimation en Salle de Naissance »
Commission Recommandations de la
Société Française de Néonatologie

Société Française de Néonatologie
Association des professionnels de la médecine néonatale

SAURAMPS MEDICAL

11, boulevard Henri IV
34000 Montpellier
www.livres-medicaux.com

PRÉFACE

Nous sommes fiers de présenter ce manuel qui est le résultat du groupe de travail «réanimation du nouveau-né en salle de naissance» de la Société Française de Néonatalogie (SFN). Il s'agit du premier ouvrage de la SFN qui est une jeune société puisqu'elle a été créée en 2007 à partir de la Fédération Nationale des Groupes d'Etudes en Néonatalogie.

Ce document est le fruit de 2 années de réflexions et de réunions d'un groupe d'une trentaine de néonatalogistes venant de plus de 20 CHU ou CHG en France et en Belgique qui a adapté aux pratiques françaises les recommandations de l'International Liaison Committee on Resuscitation (ILCOR) de 2010. Il constitue les recommandations de la SFN pour la réanimation en salle de naissance et assure ainsi une homogénéisation de l'enseignement dans ce domaine sur tout le territoire national. Il sera remis aux participants des séances de formation à la réanimation en salle de naissance assurées dans chaque région et il sera également disponible en librairie afin de diffuser le plus rapidement les bonnes pratiques cliniques dans ce domaine. Il s'adresse à tous les acteurs de la périnatalité qu'il s'agisse des sages-femmes, des puéricultrices, des pédiatres de maternité ou de néonatalogie, des gynécologues-obstétriciens et des anesthésistes-réanimateurs.

Il faut souligner la contribution décisive de nos collègues, Francis Godde et Karine Norbert, qui n'ont pas hésité à faire profiter le groupe du travail qu'ils avaient accompli antérieurement.

Pr Bernard Guillois
Secrétaire Général
de la SFN

Pr Elie Saliba
Président de la SFN

Pr Umberto Siméoni
Responsable de la Commission
«Recommandation» de la SFN

Ce document est un support pédagogique et non un précis de néonatologie. Il se veut pratique et son utilisation ne se conçoit que dans le cadre de l'enseignement pour lequel il a été créé.
Sa rédaction s'est largement inspirée des recommandations de l'ILCOR (ERC et AHA) publiées en 2010 (références : ANNEXE I p 124).
Sa validité durera jusqu'à la publication des nouvelles recommandations qui devraient survenir en 2015. Ce livret sera alors modifié selon ces nouvelles recommandations.

Membres du groupe de travail « réanimation en salle de naissance » de la commission recommandations de la Société Française de Néonatologie :

V. ANDRES *(Marseille)*
C. ASSOULINE *(Toulouse)*
A. AYACHI *(Montreuil)*
M. BADR *(Montpellier)*
A.BEISSEL *(Lyon)*
A. BELLOT *(Caen)*
F. BERINGUE-DAURES *(Angers)*
S. BLANC *(Lyon)*
C. BOISSINOT *(Robert Debré, Paris)*
C. BOITHIAS *(Kremlin Bicêtre, Paris)*
C. CASPER *(Toulouse)*
J-L. CHABERNAUD *(Clamart)*
C. DES ROBERT *(Marseille)*
L. DEWULF *(Bruxelles)*
J-F. DIEPENDAELE *(Lille)*
L. FAYOL *(Marseille)*
F. GODDE *(Dijon)*
J-B. GOUYON *(La Réunion),*
B. GUILLOIS *(Caen)*
K. HUSSEINI *(Poitiers)*
A.B. JOHANSSON *(Bruxelles)*
I. JORDAN *(Lyon)*
G. JOURDAIN *(Clamart)*
V. LAPARRA *(Brest)*
N. LODE *(Robert Debré, Paris)*
J. NAUD *(Bordeaux)*
K. NORBERT *(Tours)*
S. PARAT *(Port Royal, Paris)*
J. PATKAI *(Port Royal, Paris)*
G. PUTET *(Lyon)*
C. QUIENNEC *(Quimper)*
Y. RIMET *(Aix en Provence)*
S. RUBIO-GURUNG *(Lyon)*
E. SALIBA *(Tours)*
U. SIMÉONI *(Marseille)*

SOMMAIRE

ABRÉVIATIONS

AG : âge gestationnel
AO : aorte
AINS : anti-inflammatoire non stéroïdien
AP : artère pulmonaire
ARCF : anomalies du rythme ` cardiaque fœtal
BAVU : ballon auto-gonflable à valve unidirectionnelle
BD : base déficit
CMV : cytomégalovirus
CO_2 : dioxyde de carbone
CRF : capacité résiduelle fonctionnelle
CT : compressions thoraciques
CVO : cathéter veineux ombilical
DAN : diagnostic anté-natal
DE : diamètre externe
DI : diamètre interne
EAI : encéphalopathie anoxo-ischémique
Et CO_2 : CO_2 expiré
FC : fréquence cardiaque
FO : foramen ovale
FR : fréquence respiratoire
GDS : gaz du sang
HDC : hernie diaphragmatique congénitale
H_2O : eau
HTA : hypertension artérielle
HTAP : hypertension artérielle pulmonaire
IV : intra-veineux
kg : kilogramme
LA : liquide amniotique
LCR : liquide céphalo-rachidien
mn : minute
Na : sodium
NN : nouveau-né
NO : monoxyde d'azote
O_2 : oxygène
OD : oreillette droite
OG : oreillette gauche
PA : pression artérielle
PEP : pression expiratoire positive
PN : poids de naissance
PNO : pneumothorax
PPI : pression positive d'insufflation
RCF : rythme cardiaque fœtal
Rh : Rhésus (facteur)
s : seconde
SA : semaines d'aménorrhée
SaO_2 : saturation du sang artériel en oxygène
SpO_2 : saturation du sang mesurée par oxymétrie pulsée
SIT : sonde d'intubation trachéale
$TcPO_2$: valeur de la PO_2 mesurée par voie transcutanée
$TcPCO_2$: valeur de la PCO_2 mesurée par voie transcutanée
Ti : temps inspiratoire
Te : temps expiratoire
TRC : temps de recoloration cutanée
VA : voies aériennes
VAS : voies aériennes supérieures
VCI : veine cave inférieure
VD : ventricule droit
VG : ventricule gauche
VPP : ventilation en pression positive
VS : ventilation spontanée
VS PEP : ventilation spontanée avec pression positive expiratoire
VVP : voie veineuse périphérique

RAPPELS DES PRINCIPAUX PHÉNOMÈNES DE L'ADAPTATION CARDIO-PULMONAIRE À LA VIE EXTRA-UTÉRINE

PRINCIPALES CARACTÉRISTIQUES DE LA CIRCULATION FŒTALE

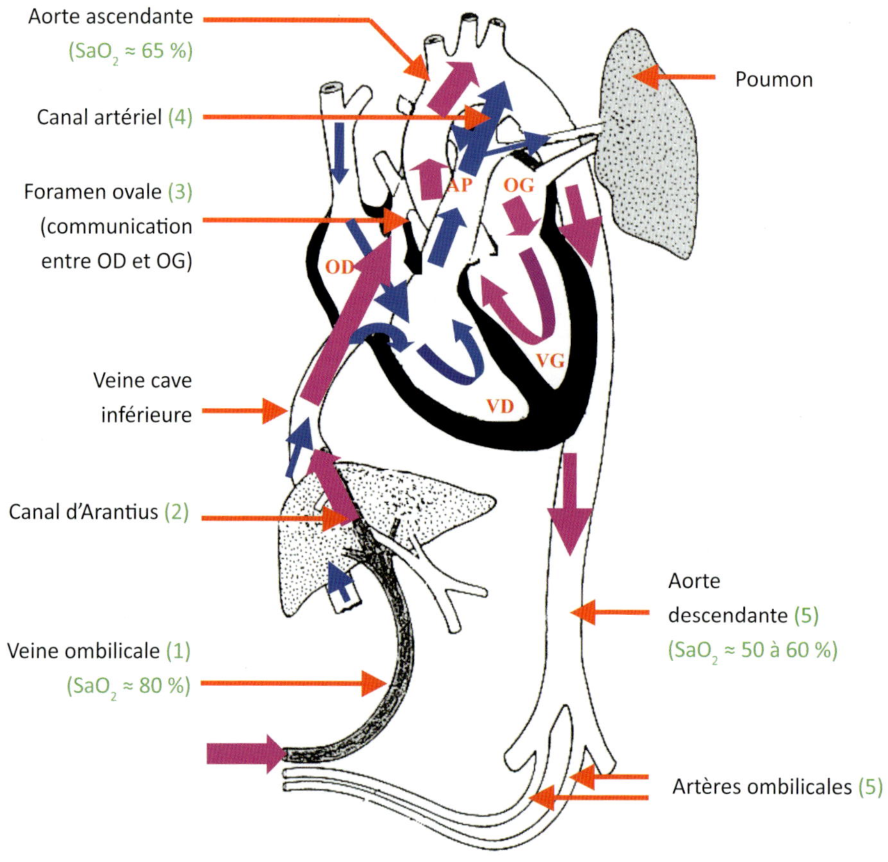

Circulation fœtale

(1) Les échanges entre sang fœtal et sang maternel se font au niveau du placenta. Le poumon fœtal n'a aucune fonction respiratoire. La veine ombilicale assure le retour du sang enrichi en O_2 et en nutriments depuis le placenta vers le fœtus. La SaO_2 y est d'environ 80 %.

(2) Le sang venant du placenta rejoint la VCI par l'intermédiaire d'un 1er shunt : le canal d'Arantius.

(3) Au niveau de l'OD : le sang rejoint l'AO par 2 voies parallèles passant chacune par un ventricule :

- par un 2ème shunt (foramen ovale) une partie du sang rejoint l'OG puis le VG qui le propulse vers l'AO. La SaO_2 dans l'AO ascendante est d'environ 65 % ;
- l'autre partie du sang passe dans le VD qui le propulse vers l'AP.

Les ventricules fonctionnent « en parallèle » et propulsent chacun une partie du débit cardiaque fœtal.

(4) À partir de l'AP, le sang se dirige prioritairement vers l'AO par l'intermédiaire d'un 3ème shunt : le canal artériel maintenu ouvert essentiellement par la faible oxygénation du sang le traversant, un taux suffisant de prostaglandines E2 (d'origine canalaire et placentaire) et du monoxyde d'azote endogène. Le poumon est rempli de liquide pulmonaire et n'a aucune fonction respiratoire. Les résistances vasculaires pulmonaires sont élevées ne permettant qu'à une très faible quantité de sang de passer vers les poumons. Ces derniers sont vascularisés comme des organes périphériques en dérivation sur la circulation générale.

(5) Une partie du sang désaturé (SaO_2 = 55-60 %) retourne vers le placenta par l'AO descendante puis par les 2 artères ombilicales.

LA CIRCULATION TRANSITIONNELLE

Deux évènements surviennent au moment de la naissance :

- Un événement essentiel : le déclenchement de la respiration (les premiers cris+++).
- Le clampage du cordon.

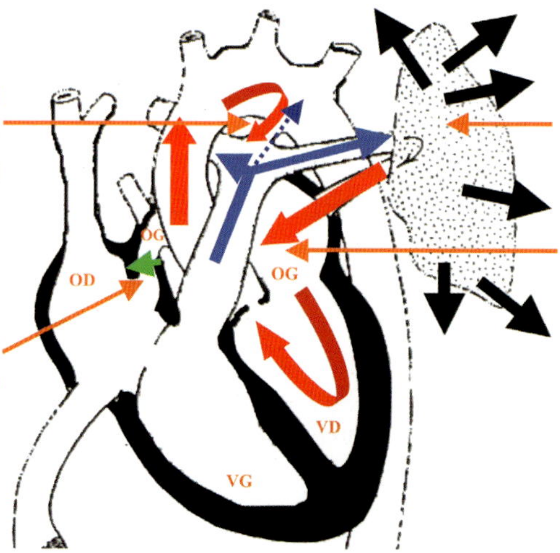

Circulation transitionnelle

(1) Les premiers mouvements respiratoires entraînent l'aération alvéolaire. Le liquide contenu dans les alvéoles se résorbe, remplacé par l'air permettant la création d'une CRF. Les résistances vasculaires pulmonaires s'abaissent permettant l'ouverture du lit capillaire pulmonaire et le démarrage de la circulation pulmonaire fonctionnelle. La forte augmentation de pression en O_2 entraîne une vasodilatation des capillaires pulmonaires et pérennise la chute des résistances vasculaires pulmonaires.

(2) Le démarrage de la circulation pulmonaire fonctionnelle entraîne une augmentation du retour veineux pulmonaire d'où une augmentation de pression dans l'OG.

(3) La pression dans l'OG devient supérieure à celle de l'OD, ce qui va entraîner la fermeture du foramen ovale.

Après clampage du cordon, le gradient de pression entre OG et OD s'accentue encore par la baisse de la pression dans l'OD consécutive à l'interruption du flux placentaire.

(4) L'augmentation du débit ventriculaire gauche et dans une moindre mesure le clampage du cordon (en interrompant brutalement le flux artériel ombilical) provoquent une augmentation de pression dans l'AO avec parallèlement, comme nous l'avons vu, un effondrement des pressions pulmonaires : il s'établit un système haute pression systémique-basse pression pulmonaire. Ce nouveau régime de pression va entraîner l'apparition d'un shunt bidirectionnel au niveau du canal artériel : l'apparition d'un shunt G-D (AO→AP) de sang de plus en plus oxygéné à mesure que la respiration pulmonaire s'installe et la persistance d'un shunt D-G (AP→AO) de sang désaturé. A mesure que le gradient de pression entre l'AO et l'AP s'élève, le shunt G-D s'accroit, tandis que le shunt D-G diminue.

Comme le montre le schéma ci-dessous, le sang préductal (qui anatomiquement vascularise le membre supérieur D et le cerveau) n'est pas contaminé par ce shunt D-G. Il arrive directement du poumon via le cœur G et l'AO.

Cela montre l'intérêt, au cours des premières mn de vie de poser la SpO_2 à la main droite : c'est le reflet direct de l'oxygénation du sang par le poumon et le reflet de l'oxygénation du sang vascularisant le cerveau. A mesure que le shunt G-D augmente, la perfusion du canal artériel avec du sang de plus en plus oxygéné s'accroit, ce qui, avec la baisse des prostaglandines E2 et la chute de la sécrétion locale de NO, va provoquer sa vasoconstriction progressive puis sa fermeture.

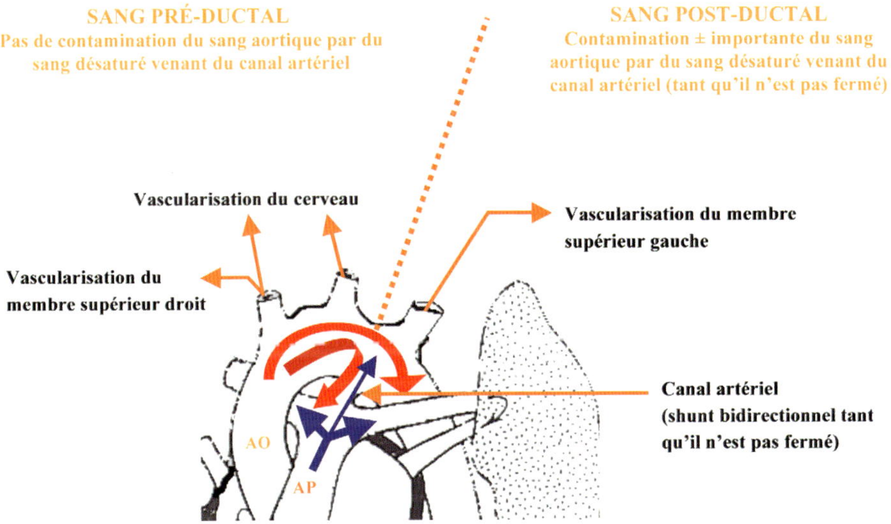

Les mesures de SpO_2 à la main droite chez des enfants normaux s'adaptant à l'air au cours des minutes qui suivent la naissance montrent des valeurs PROGRESSIVEMENT croissantes : initialement la SpO_2 est celle que l'enfant avait in utero (aux alentours de 60 %) puis elle s'élève progressivement à mesure que la respiration pulmonaire s'établit et que l'oxygénation du sang augmente (figure 1).

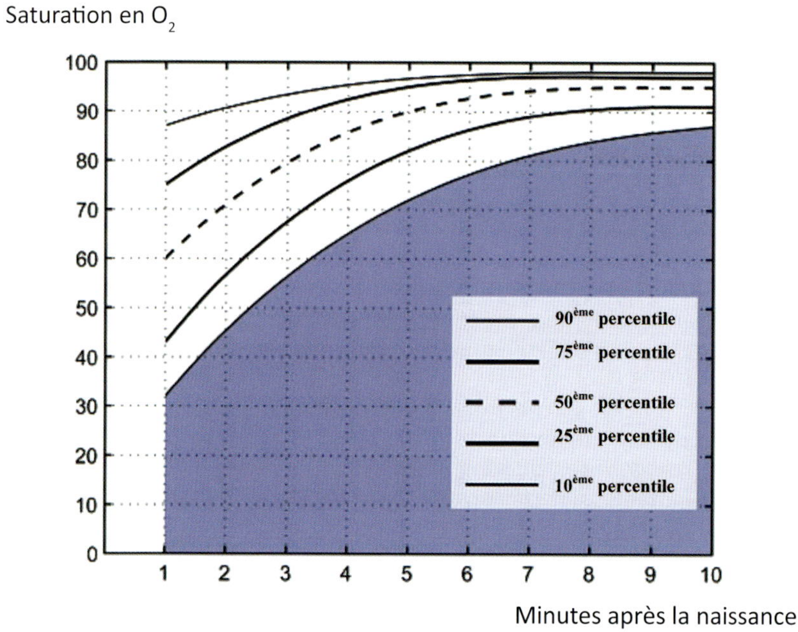

Figure 1 : Saturation en O_2 au cours des 10 premières mn de vie après la naissance. Mesure par oxymétrie de pouls à la main droite (préductale).
D'après Dawson JA, Vento M, Wong C, Cole TJ, Donath SM, et al.
Defining the reference range for oxygen saturation for infants after birth.
Pediatrics. 2010; 125 (6):e1340-7.

Les valeurs de SpO_2 reconnues comme acceptables par l'European Resuscitation Council dans les 10 mn suivant la naissance chez les nouveau-nés s'adaptant normalement à l'air, sont les suivantes :

à 2 mn : 60 %
à 3 mn : 70 %
à 4 mn : 80 %
à 5 mn : 85 %
à 10 mn : 90 %

Si ces valeurs sont atteintes, l'oxygénation est suffisante et aucune supplémentation en O_2 n'est nécessaire.

LA CIRCULATION POST-NATALE

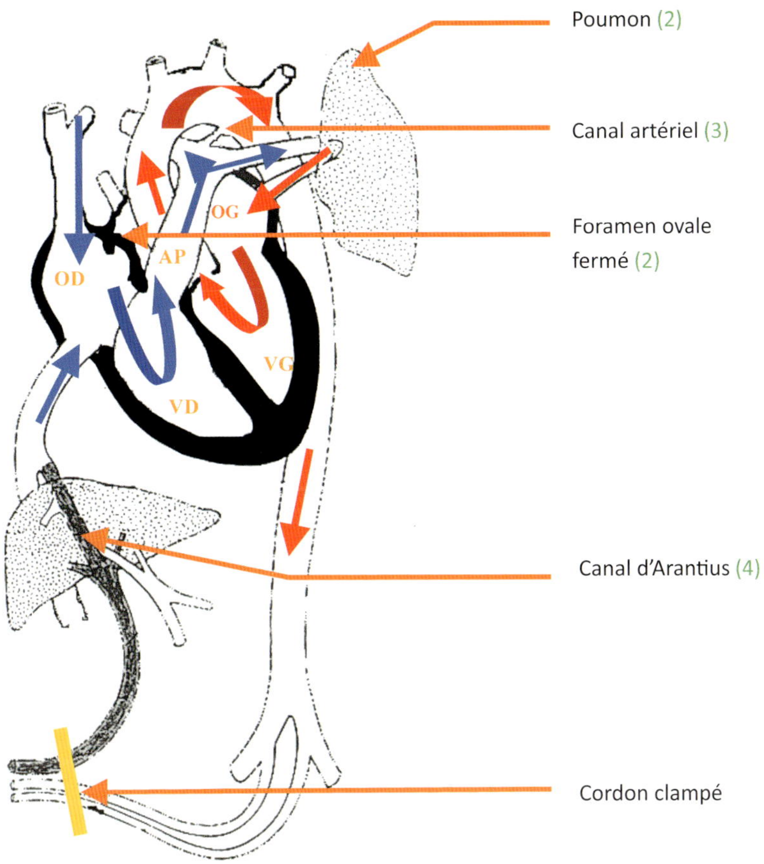

Circulation post-natale

(1) Le sang s'oxygène au niveau des poumons.

(2) Le foramen ovale est obturé : chaque ventricule propulse la totalité du débit cardiaque :

- vers les poumons pour le VD (sang désaturé) ;
- vers l'AO pour le VG (sang oxygéné).

Les 2 ventricules travaillent en série.

Il existe un système haute pression systémique - basse pression pulmonaire.

(3) Le canal artériel se ferme progressivement par vasoconstriction.

(4) Le canal d'Arantius s'atrophie progressivement en raison de l'arrêt de sa perfusion.

TABLEAU RÉSUMANT LES PRINCIPAUX PHÉNOMÈNES DE L'ADAPTATION CARDIO-PULMONAIRE

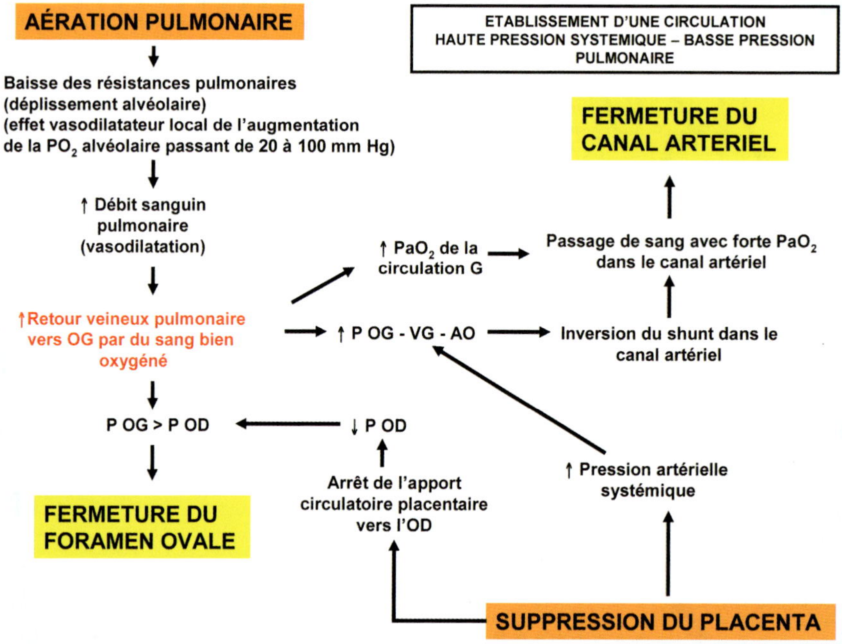

Les points importants à retenir...

1) L'établissement, au moment de la naissance, d'une respiration efficace est le phénomène majeur permettant à l'enfant de bien s'adapter à la vie extra-utérine. En son absence, le sang n'est pas oxygéné et la circulation reste de type fœtal, ce qui est incompatible avec la survie de l'enfant.

2) Dans les premières minutes de vie, la SpO_2 préductale (main droite) AUGMENTE PROGRESSIVEMENT PASSANT DE 60 % à 1 mn à 90 % à 10 mn (valeurs moyennes).

RÉANIMATION
EN SALLE DE NAISSANCE

OBJECTIFS

- Mettre en œuvre les moyens thérapeutiques nécessaires pour pallier les effets d'une mauvaise adaptation à la vie extra-utérine.

- À l'extrême, assurer la survie de l'enfant en préservant les grandes fonctions vitales :
  - respiratoire,
  - circulatoire,
  - cérébrale.

- Environ 10 % des nouveau-nés ont besoin d'une aide pour commencer à respirer.

- Environ 1 % des nouveau-nés nécessite une véritable réanimation pour survivre.

ASSURER UNE VENTILATION ALVÉOLAIRE EFFICACE
Assurer une circulation efficace
Prévenir les désordres métaboliques

- En intervenant avec rapidité (sans précipitation) et efficacité.

- En évitant toute intervention agressive non justifiée.

- En respectant normothermie et asepsie.

- En tenant compte des contextes étiologiques particuliers.

PRÉPARATION

PRÉPARATION-ANTICIPATION

POUVOIR FAIRE FACE À UN BESOIN IMPRÉVU DE RÉANIMATION...

Le matériel doit toujours être prêt

Une personne référente doit s'occuper des commandes, du renouvellement du matériel et des médicaments, des dates de péremption....

Tous les jours, 24 heures sur 24, une organisation doit être trouvée pour qu'à l'issue de chaque réanimation, la salle soit immédiatement represparée avec remplacement du matériel utilisé.

Le personnel doit être formé et entraîné

Au moins une personne sur place doit être apte **à TOUT MOMENT** à débuter les gestes de réanimation.

Une équipe plus expérimentée pouvant mener à bien l'ensemble de la réanimation doit être joignable et doit pouvoir se rendre sur le lieu de la réanimation le plus rapidement possible.

Si la réanimation se prolonge, d'autres personnes peuvent être appelées en renfort.

Lorsque plusieurs personnes sont présentes, chacun doit connaître précisément son rôle (distribution des rôles par la personne menant la réanimation).

Les personnes participant à une réanimation doivent savoir communiquer entre elles : il faut comprendre les autres et être compris d'eux.

> La procédure d'appel du médecin responsable de la réanimation des nouveau-nés en salle de naissance doit être connue et affichée pour tous les jours de l'année 24 h /24.

EN CAS DE NAISSANCE À HAUT RISQUE...

Savoir reconnaître les situations à risque

Chaque maternité doit se doter d'un protocole stipulant les situations à risque pour lesquelles le médecin responsable de la réanimation doit être appelé (voir p 26), selon la procédure envisagée ci-dessus.

La bonne application de ce protocole repose sur la qualité de la communication et du partage des informations entre les équipes obstétricales et pédiatriques.

Pouvoir compter sur une équipe de réanimation

- Au moins 2 personnes sont présentes pour l'enfant avant la naissance dont l'une doit être pleinement compétente en réanimation.
- La réanimation néonatale est plus efficace lorsqu'elle est effectuée par une équipe désignée et coordonnée.
  Chacun doit connaître son niveau de compétence et doit savoir précisément ce qu'il aura à faire au cours de la réanimation avant qu'elle ne débute.

Principales situations exposant le nouveau-né à une mauvaise adaptation

(données à titre indicatif, selon les recueils épidémiologiques)

- **Facteurs liés à la mère ou à une pathologie maternelle durant la grossesse**
  - Âge maternel > 35 ans.
  - Grossesse non ou mal suivie.
  - Antécédent de mort fœtale in utero ou de naissance d'un enfant mort-né.
  - Toute pathologie maternelle chronique (HTA, diabète maternel, anémie sévère, insuffisance rénale, pathologies auto-immunes (lupus), pathologies thrombo-emboliques ...).
  - HTA gravidique (toxémie), pré-éclampsie, éclampsie, Hellp syndrome.
  - Métrorragies des 2ème et 3ème trimestres (décollement placentaire, placenta prævia).
  - Toxicomanie maternelle, alcoolisme.
  - Prise de médicaments (psychotropes, β-bloquants, lithium, AINS (indométacine)).

- **Facteurs liés au fœtus ou à une pathologie fœtale durant la grossesse**
  - RCIU, oligoamnios, anomalies des dopplers ombilicaux et cérébraux.
  - Grossesse multiple, monochorialité, syndrome transfuseur-transfusé, mort d'un jumeau in utero.
  - Hydramnios, anasarque fœto-placentaire (incompatibilité Rh).
  - Malformations fœtales pouvant entraver l'adaptation à la vie extra-utérine (hernie diaphragmatique, cardiopathie, troubles du rythme et de la conduction, épanchements pleuraux, malformations pulmonaires,...).
  - Ouverture prolongée de la poche des eaux, anamnios.

- **Facteurs liés aux modalités ou au déroulement de l'accouchement**
  - Prématurité, absence de corticothérapie anténatale.
  - Post-maturité, macrosomie fœtale, disproportion fœto-pelvienne.
  - Manœuvres d'extraction (forceps, ventouse).

- Travail prolongé (> 24 heures), durée d'expulsion prolongée (> 2 heures).
- Rupture utérine, placenta prævia hémorragique, hématome rétro-placentaire, hémorragie de Benckiser.
- Présentation anormale (dystocie des épaules, procidence d'un membre, siège, rétention en tête dernière), difficultés d'extraction.
- Procidence, latérocidence, circulaire, bretelle du cordon.
- Ouverture prolongée de l'œuf (>12 heures), anamnios, signes cliniques ou biologiques de chorio- amniotite, liquide amniotique malodorant ou fétide.
- Anesthésie générale maternelle, sédatifs administrés à la mère 12 heures avant l'accouchement.
- Accident maternel (anesthésie, choc, hémorragie, éclampsie).
- Liquide amniotique méconial (teinté) d'emblée ou le devenant après rupture de la poche des eaux.
- Anomalie(s) du RCF.

LE MATÉRIEL

LA SALLE DE RÉANIMATION NÉONATALE

Elle doit :

- se situer à proximité immédiate du lieu de naissance ;
- être suffisamment chauffée en permanence :
  - température ambiante : ≥ 24°C ;
- être à l'abri de tout courant d'air ;
- être dotée :
  - d'un dispositif pour lavage des mains ;
  - des éléments permettant l'habillage du personnel : casaques stériles ; calots; masques ; gants stériles ; lunettes de protection ;
  - de matériels en état de marche, en quantité suffisante, régulièrement vérifiés ;
  - d'un pèse-bébé.

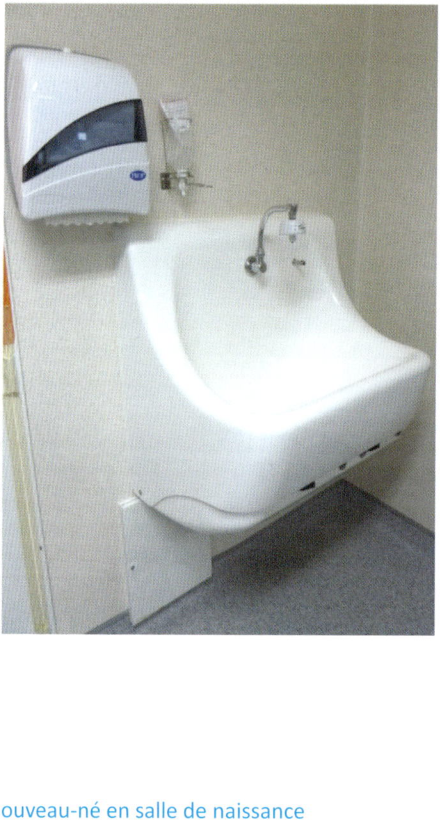

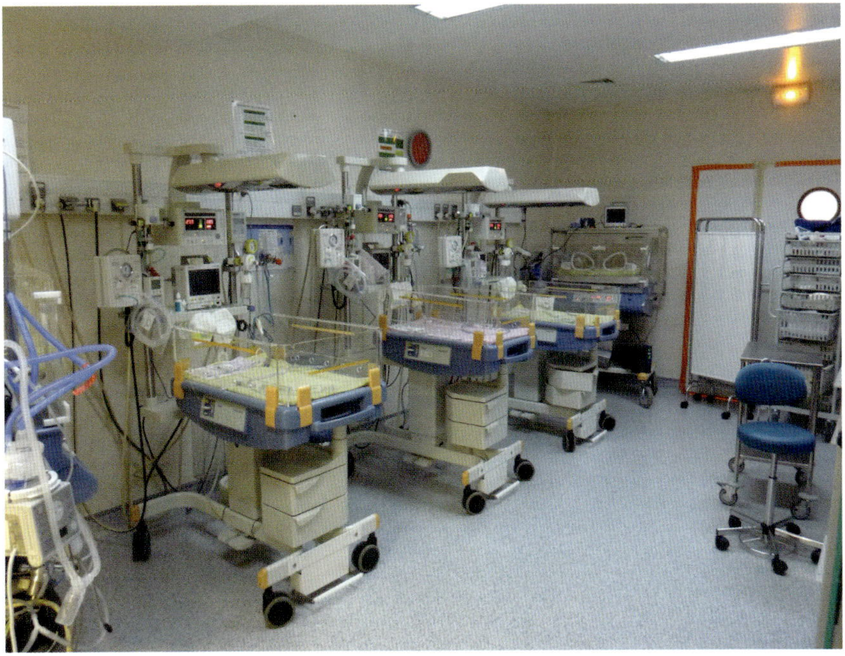

Exemple de salle de réanimation néonatale de maternité de niveau 3.

LA TABLE DE RÉANIMATION

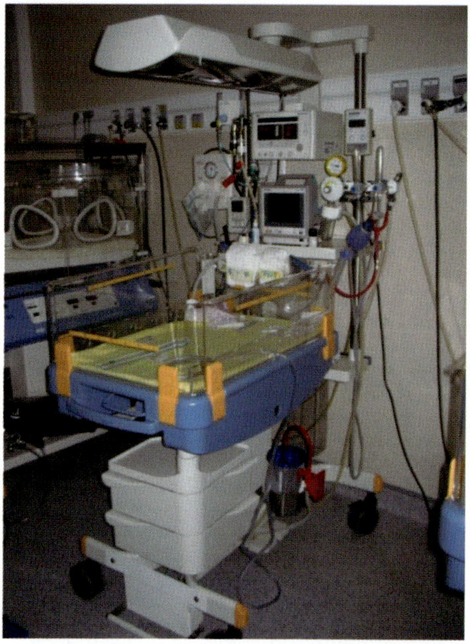

Elle doit être dotée :

- d'un système de chauffage efficace type radiant avec auto régulation de la température (sonde thermique) ;
- d'un éclairage de bonne qualité ;
- d'un chronomètre en état de marche ;
- d'un scope avec ses câbles de raccordement pour le monitorage de :
  - la fréquence cardiaque ;
  - l'oxymétrie de pouls ;
  - la pression artérielle (brassards de différentes tailles).

Elle doit être en permanence en préchauffage (37°C).

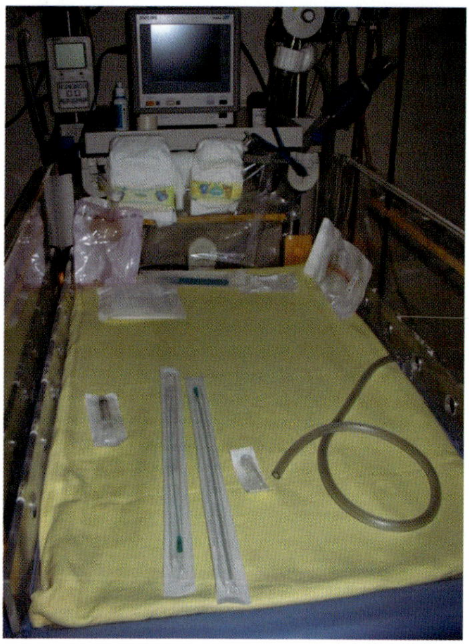

Du petit matériel doit toujours être prêt sur la table préchauffée:

- un bonnet en jersey ;
- des linges pour essuyer l'enfant ;
- un film (ou sac) de polyéthylène stérile ;
- une paire de ciseaux stériles pour section du cordon ;
- un clamp de Barr ;
- un flacon d'antiseptique ;
- des compresses stériles ;
- un stéthoscope pédiatrique.

L'ASPIRATION

Adaptation du manomètre à la source de vide mural

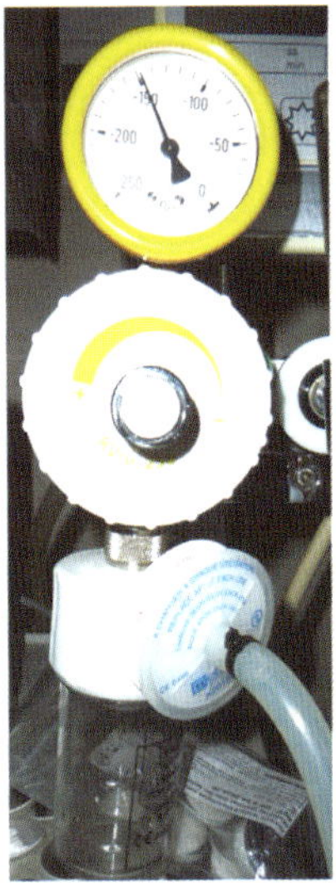

L'intensité de la dépression doit être réglée : entre – 100 et – 150 cm H_2O.

> Correspondance entre unités de pression usuelles :
> 1 cm H_2O = 1 mbar
> 1 mm Hg = 1,3 cm H_2O

Montage de l'aspiration (exemple avec système de clampage au pied)

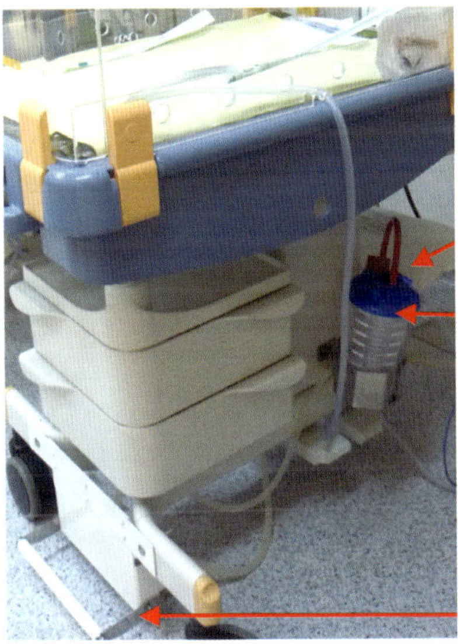

Les raccords entre les différents éléments du système d'aspiration doivent bien s'adapter les uns aux autres.

ATTENTION AUX FUITES !!!

Bocal de recueil à changer après chaque usage

Couvercle du bocal de recueil :

- correctement adapté,
- les bons tuyaux raccordés aux bons endroits :

→ tuyau vers le manomètre (vide) ;

→ tuyau vers le patient (via le système de clampage au pied).

Système de clampage au pied

Vérification de l'aspiration à l'extrémité de la ligne

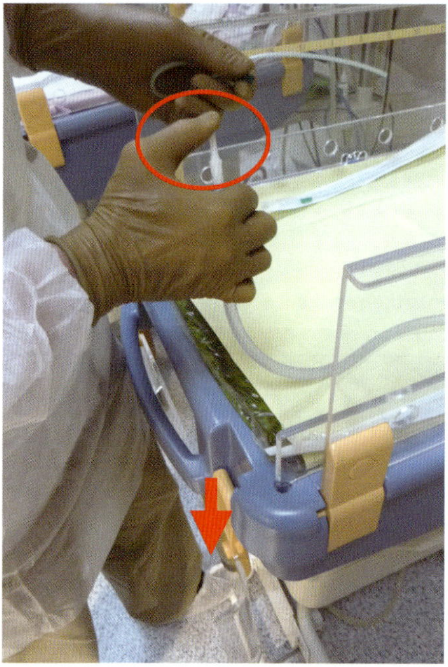

S'il n'y a pas d'aspiration ou si elle semble trop faible :

- vérifier le bon réglage de la dépression ;
- rechercher une fuite ;
- vérifier si la ligne n'est pas coudée ou comprimée à un endroit.

Adaptation de la sonde d'aspiration du calibre désiré (n° 08 à 12)

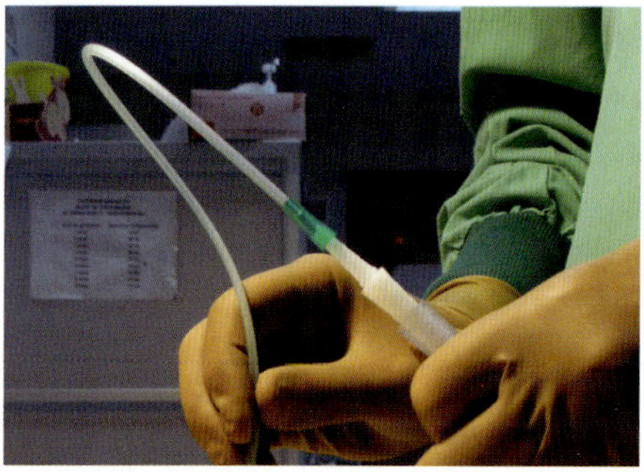

Les sondes d'aspiration sont souples et stériles. On doit avoir à disposition des sondes de plusieurs diamètres (6-8-10-12) facilement repérables, chacunes en plusieurs exemplaires, adaptables à la source de vide.

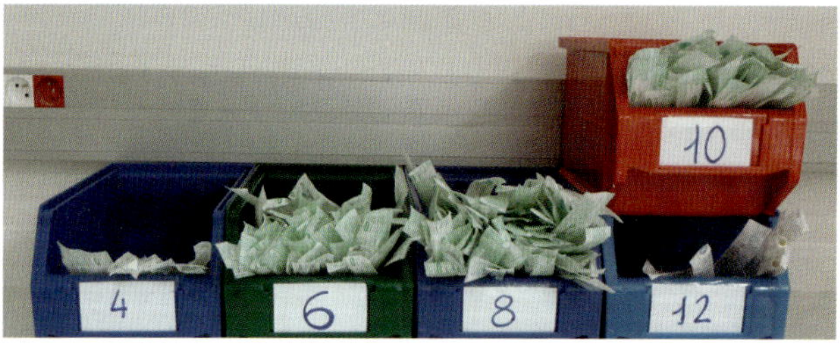

LE MATÉRIEL DE VENTILATION

Source de gaz

- **Mélangeur air – oxygène (recommandé)**

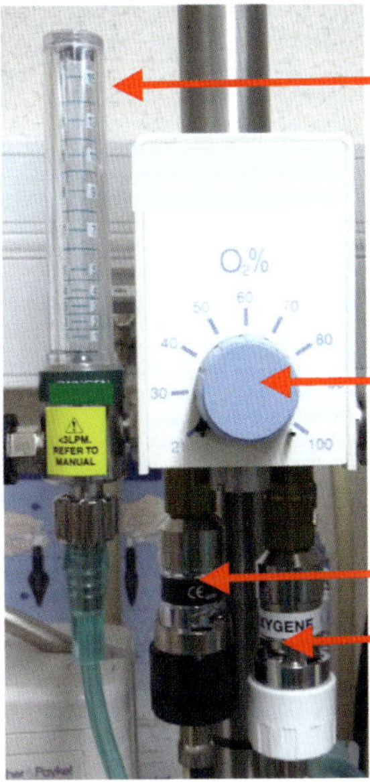

Débitmètre à la sortie permettant de régler le débit du mélange air-O_2

Molette de réglage de la FiO_2

Alimentation à partir des gaz muraux

- **Mélange air-O_2 au moyen d'une pièce en Y (à défaut d'un mélangeur)**

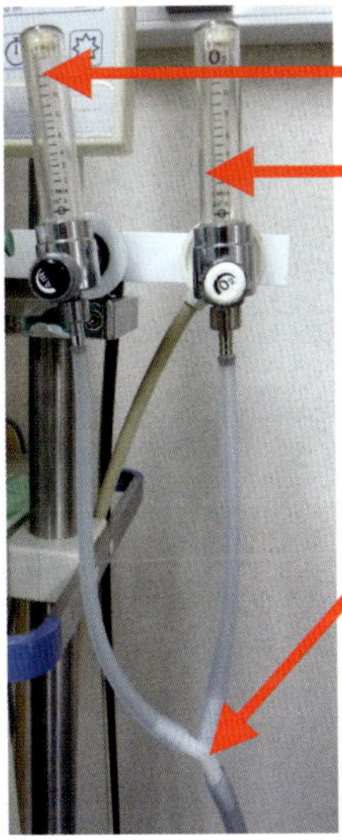

Débitmètre d'air (alimentation à partir de la prise murale)

Débitmètre d'O_2 (alimentation à partir de la prise murale)

Mélange des gaz au niveau d'une pièce en « Y »
Le débit final est la somme des débits d'air et d'O_2.
(Valeurs des débits d'air et d'O_2 à régler pour obtenir le débit final à la FiO_2 voulue : voir ANNEXE II p125).
Ce dispositif nécessite un analyseur de FiO_2 en aval de la pièce en Y.

RÉGLAGES INITIAUX RECOMMANDÉS :

- Débit d'alimentation :
  - BAVU : au moins de 6 litres /mn (vérifier la notice d'utilisation).
  - Insufflateur à pression contrôlée avec pièce en T : 10 litres /mn (vérifier les notices d'utilisation).
- FiO_2 :
  - Nouveau-né à terme attendu : 21%.
  - Nouveau-né prématuré attendu : entre 21 et 30 %.

Être prêt à varier la FiO_2 en fonction des chiffres de SpO_2 (intérêt du mélangeur air-O_2).

Le ballon auto-gonflable à valve unidirectionnelle

- **Présentation (exemple d'un BAVU de 250 ml)**

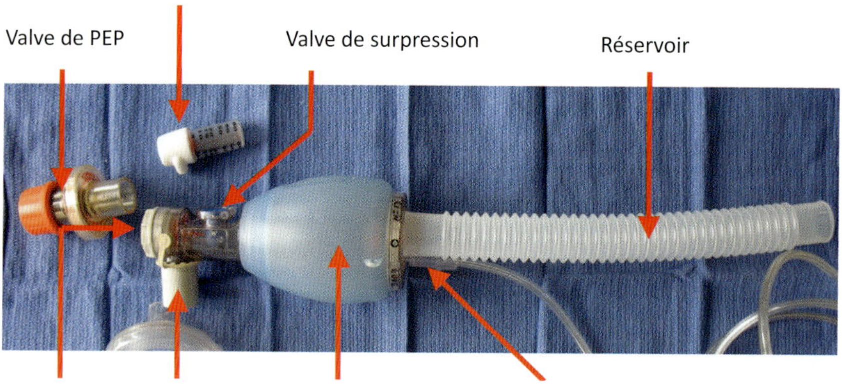

- **Importance du réservoir**

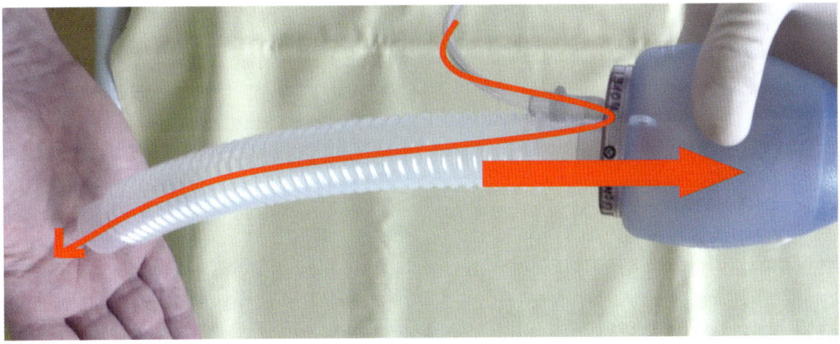

Après chaque insufflation, le ballon se remplit à partir du gaz contenu dans le réservoir. Le réservoir se remplit à partir du gaz qui alimente le ballon (débit et FiO_2 préalablement réglés). Ainsi, si le débit d'alimentation est suffisant (au moins 6 litres /mn), l'enfant est ventilé avec le gaz d'alimentation, à la FiO_2 réglée (il n'y a pas de contamination par l'air ambiant).
En l'absence de réservoir, le ballon se remplit du gaz d'alimentation contaminé par l'air ambiant : le nouveau-né n'est pas ventilé à la FiO_2 réglée mais à une FiO_2 inférieure.

- **Vérifications**

1) Étanchéité du ballon

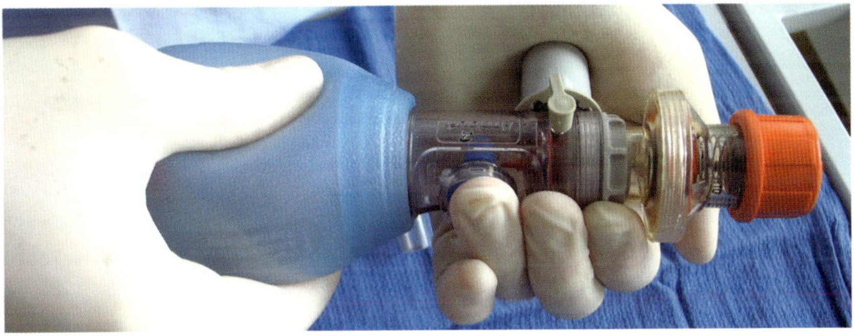

La pression exercée sur le ballon doit être ressentie sur la paume de la main qui obstrue la sortie patient du BAVU.

2) Flux à la sortie du réservoir

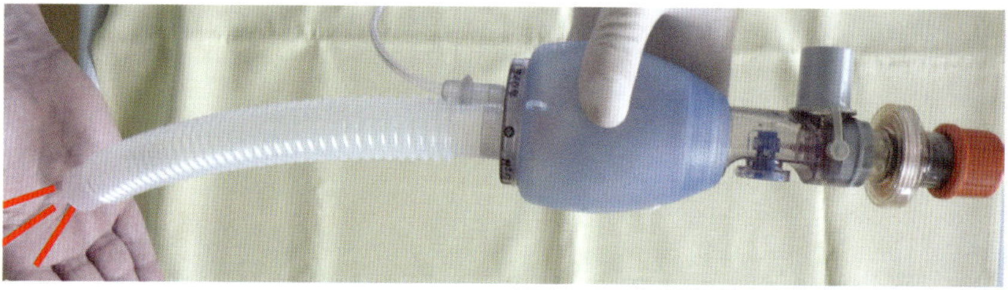

L'absence de flux à la sortie du réservoir signifie que le ballon n'est pas alimenté en gaz. Le réservoir ne contient donc que de l'air. La FiO_2 de ventilation sera alors 21%.

3) Valve de surpression

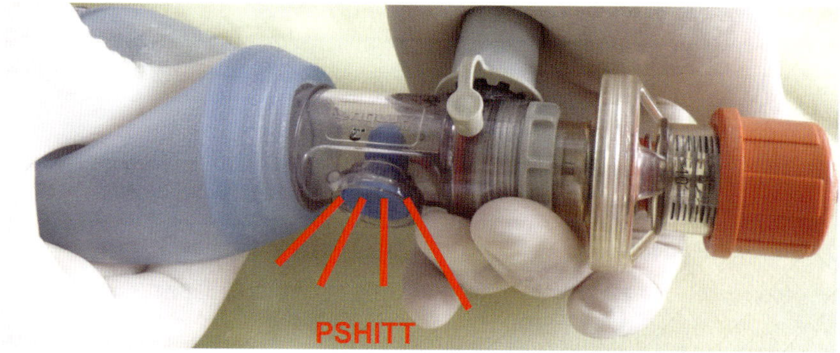

Une forte pression sur le ballon (supérieure au seuil de déclenchement de la valve) doit entraîner un échappement de gaz au niveau de la valve.

La valve de surpression est une valve de sécurité. Elle permet de ne pas ventiler l'enfant avec une pression supérieure à la pression de déclenchement de la valve. Elle est le plus souvent réglée à 40 cm H_2O.

4) Manomètre de pression (recommandé)

Selon la marque du BAVU, un manomètre de pression peut être adapté.

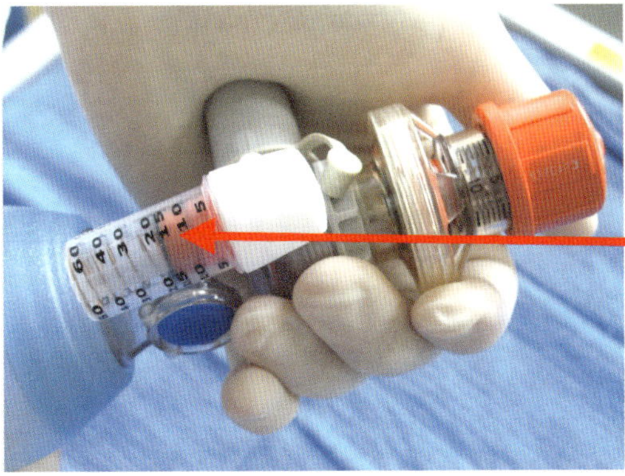

Vérification du fonctionnement : la pression indiquée correspond à la pression exercée sur le ballon.

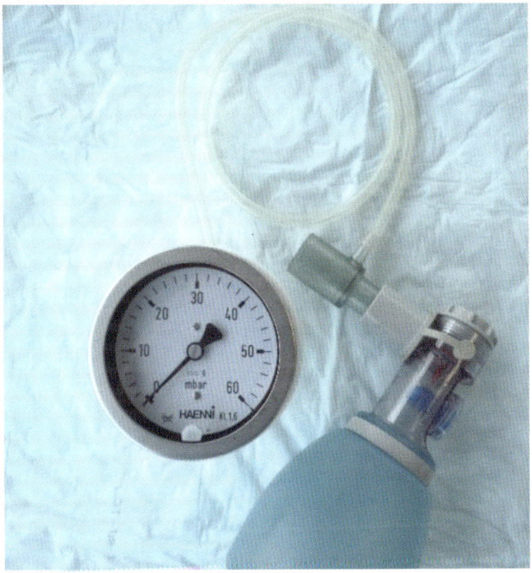

Autre système avec un manomètre à aiguille.

5) Valve de PEP (niveau de PEP)

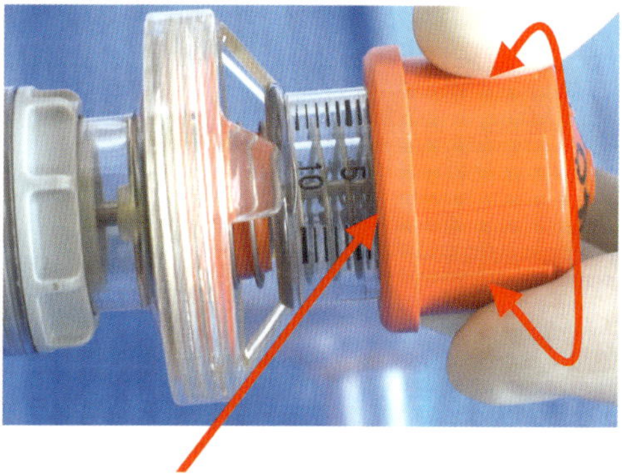

Lecture du niveau de PEP ici : 3cm H_2O.

Si le ballon est muni d'une valve de PEP, il est important de vérifier le niveau de la PEP avant toute ventilation (une PEP trop élevée peut avoir des conséquences délétères).

Pour ↑ la PEP : visser le capuchon jusqu'à la valeur choisie.

Pour ↓ la PEP : dévisser le capuchon jusqu'à la valeur choisie.

RÉGLAGE DE LA PEP :
3-4 cm H_2O.
Nouveau-né prématuré : peut être augmentée jusqu'à 6 cm H_2O, mais pas au-delà.

- **Choix de la taille du ballon**

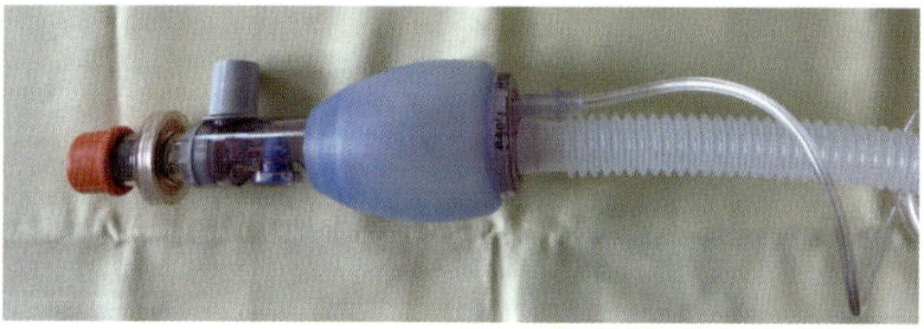

BAVU néonatal : 250ml

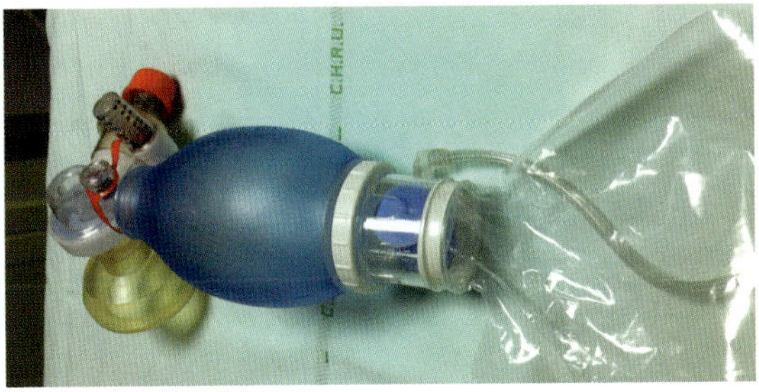

BAVU pédiatrique : 500 ml

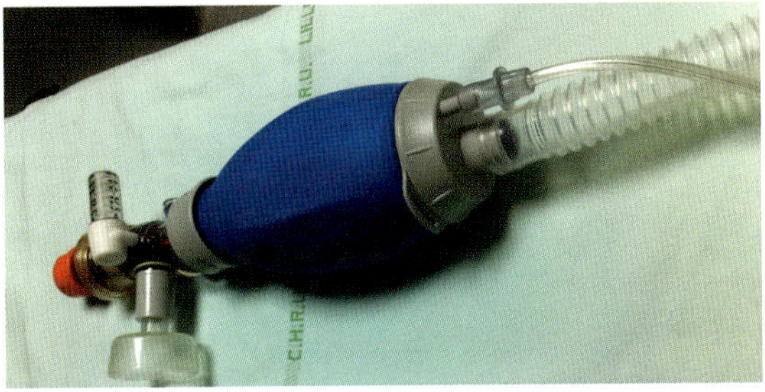

BAVU pédiatrique 350 ml

Les BAVU pédiatriques sont plus adaptés aux enfants à terme.
Si on souhaite ventiler avec un Ti de plusieurs secondes au cours des premières insufflations, le ballon néonatal peut se révéler vite insuffisant ; il faut alors utiliser un ballon pédiatrique.

Insufflateur manuel à pression contrôlée avec pièce en T

Ces appareils sont bien adaptés pour la prise en charge respiratoire en salle de naissance des nouveau-nés prématurés. Leur utilisation chez le nouveau-né à terme est possible, mais sa supériorité par rapport au BAVU n'a pas été démontrée.
Par sécurité, en cas de problème technique sur cet appareil, il est prudent d'avoir un BAVU prêt à fonctionner.

- **Présentation**

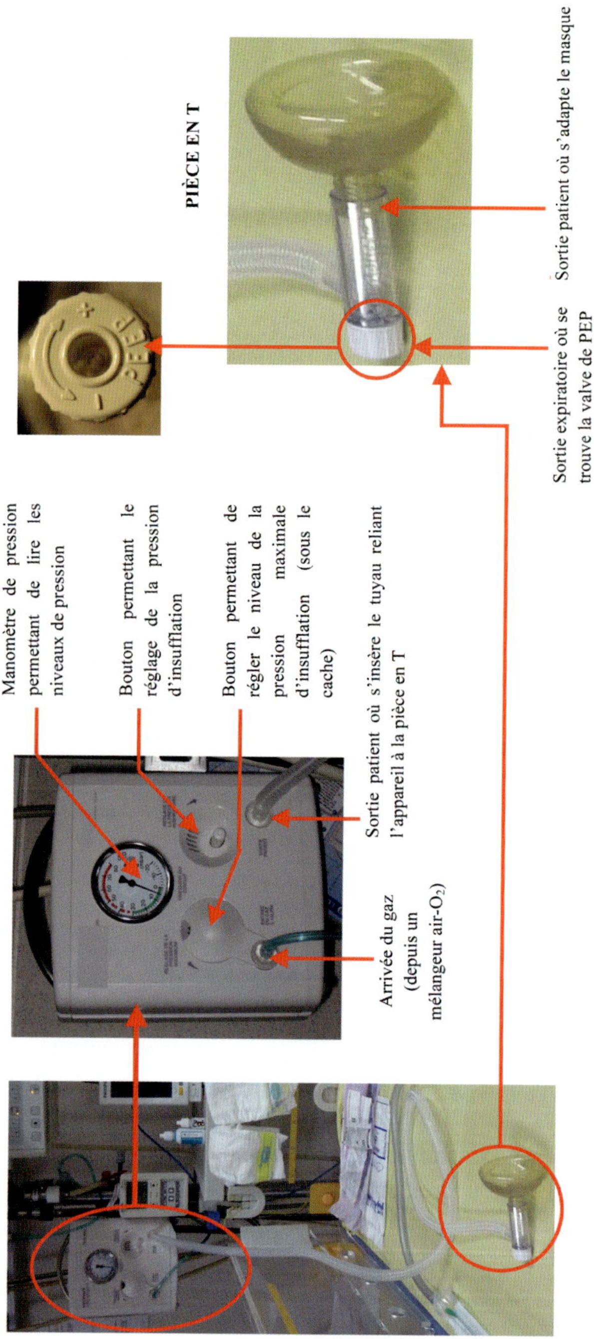

- **Vérifications et réglages**

Alimenter l'appareil avec le débit de gaz approprié (10 litres /mn).

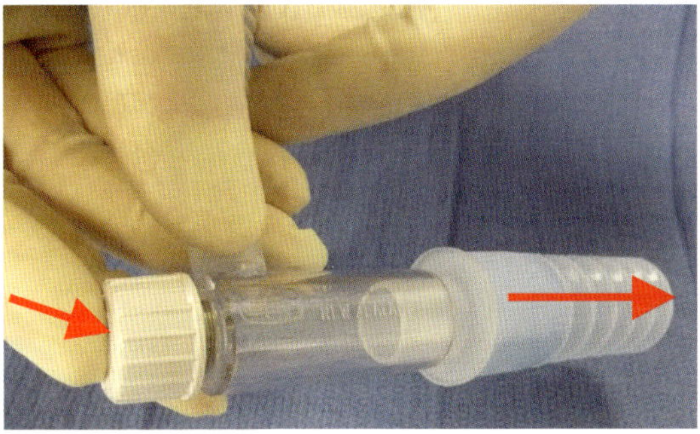

Brancher le poumon test sur la sortie patient de la pièce en T.
Obturer la sortie expiratoire avec l'index d'une main. Vérifier que le poumon test se gonfle, ce qui témoigne de l'arrivée de gaz.

1) Réglage de la PEP

a) Déterminer le niveau de la PEP

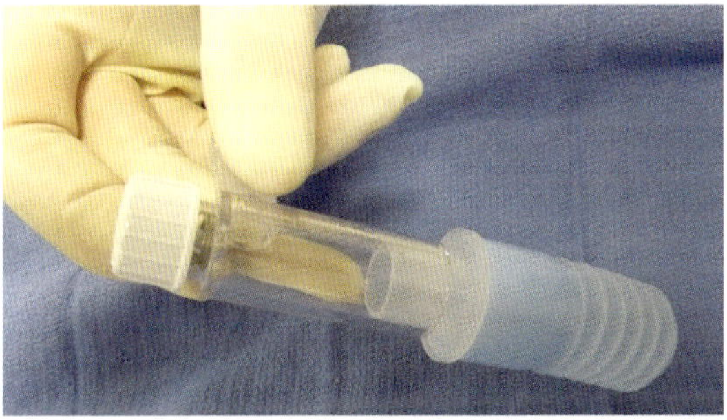

Garder le poumon test branché sur la sortie patient de la pièce en T.
Laisser libre la sortie expiratoire.

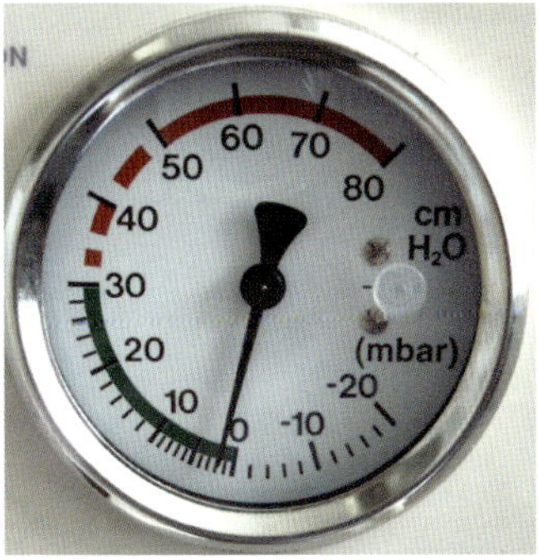

Lire le niveau de PEP sur le manomètre (ici + 2 cm H_2O).

Il est important de vérifier le réglage du niveau de la PEP avant toute ventilation (une PEP trop élevée peut avoir des conséquences délétères).

b) Pour↑ ou ↓ la PEP

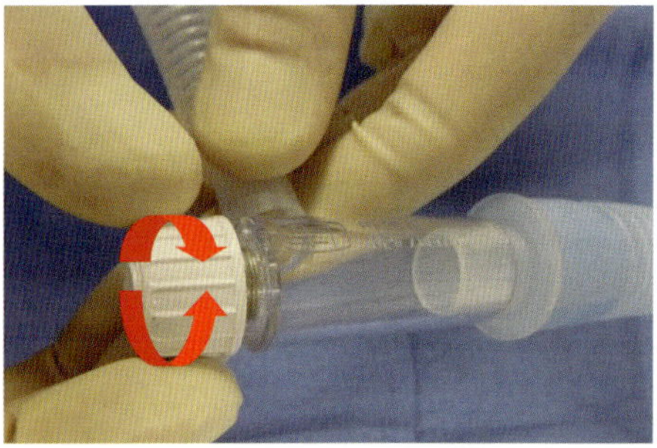

Tout en gardant le poumon test branché sur la sortie patient de la pièce en T et en laissant libre la sortie expiratoire, tourner le bouton de réglage de la PEP ...

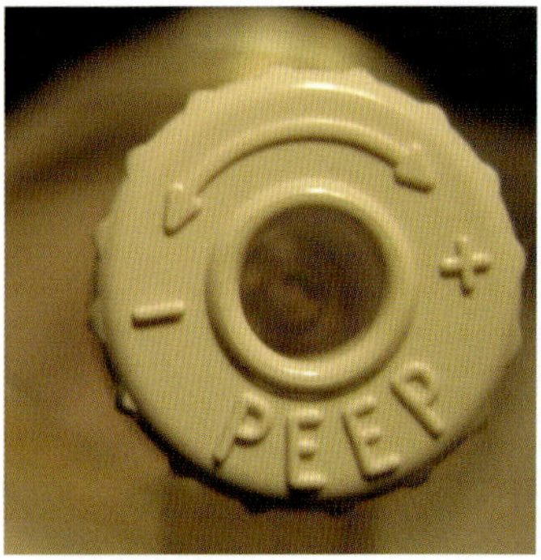

... vers le « + » pour augmenter et vers le « - » pour diminuer jusqu'à la valeur désirée lue sur le manomètre.

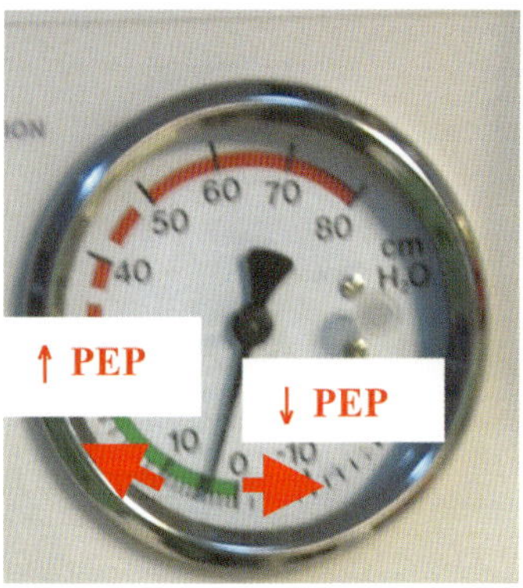

Lire l'augmentation ou de la diminution de la PEP sur le manomètre.

RÉGLAGES DE LA PEP :
3-4 cm H_2O
Nouveau-né prématuré : peut être augmentée à 6 cm H_2O, mais pas au-delà.

2) Réglage de la pression inspiratoire

a) Déterminer le niveau de la pression inspiratoire

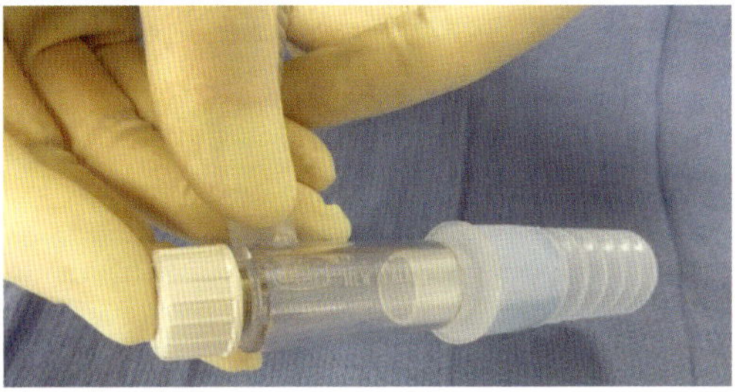

Garder le poumon test branché sur la sortie patient de la pièce en T et obturer la sortie expiratoire avec l'index d'une main.

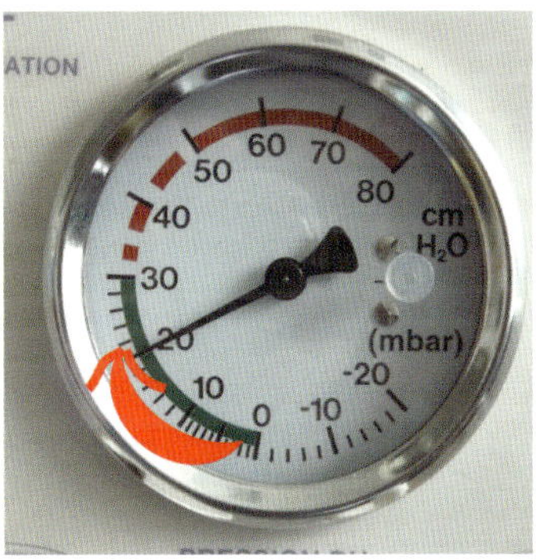

L'aiguille du manomètre se déplace vers le haut : lire le niveau de la pression inspiratoire (ici 20 cm H_2O).

b) Pour ↑ ou ↓ la pression inspiratoire...

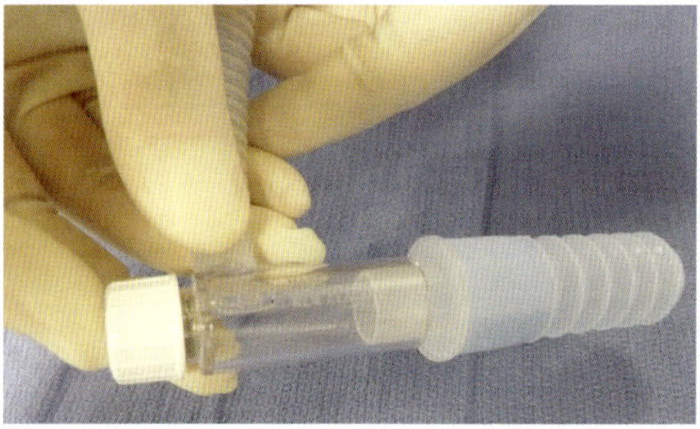

Garder le poumon test branché sur la sortie patient de la pièce en T et obturer la sortie expiratoire avec l'index d'une main.

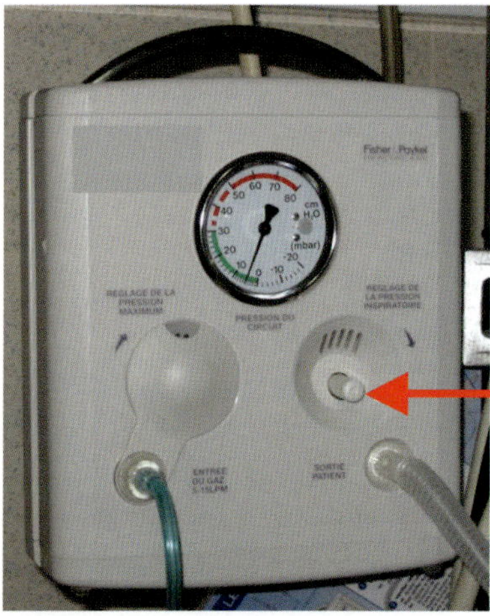

Avec l'autre main, tourner le bouton de réglage de la pression d'insufflation dans le sens désiré (à droite pour augmenter ; à gauche pour diminuer).

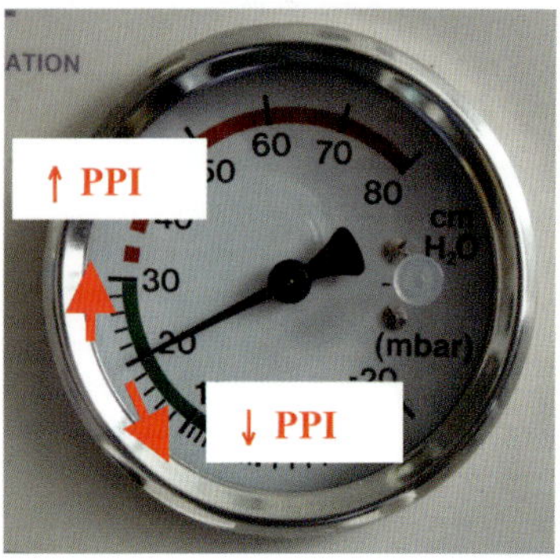

Lire l'augmentation ou la diminution de pression sur le manomètre.

Arrêter de tourner le bouton lorsque le niveau de pression souhaité est atteint.

RÉGLAGES RECOMMANDÉS :
Nouveau-né à terme : 20 -25 cm H_2O
Nouveau-né prématuré : 15 à 20 cm H_2O

3) Réglage de la pression maximale d'insufflation

C'est le niveau de pression qui ne peut pas être dépassé lorsqu'on augmente la pression d'insufflation (sécurité).

a) Déterminer le niveau de la pression maximale d'insufflation

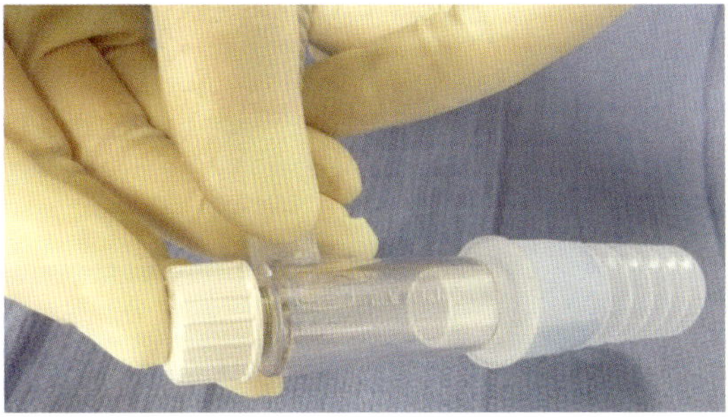

Garder le poumon test branché sur la sortie patient de la pièce en T et obturer la sortie expiratoire avec l'index d'une main.

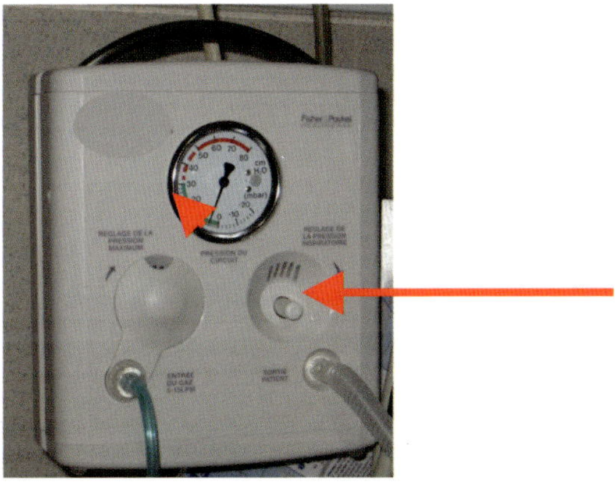

Avec l'autre main augmenter la pression inspiratoire en tournant vers la droite le bouton de réglage de la pression d'insufflation jusqu'à ce que l'aiguille ne monte plus : la pression maximale inspiratoire est atteinte.

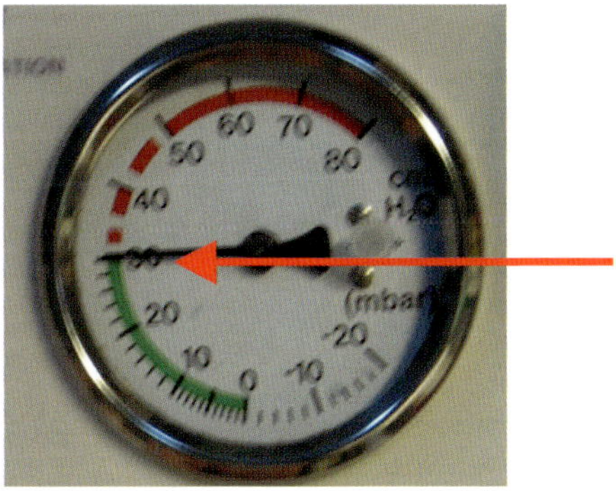

Ici 30 cm H_2O.

b) Pour augmenter ou diminuer la pression maximale d'insufflation

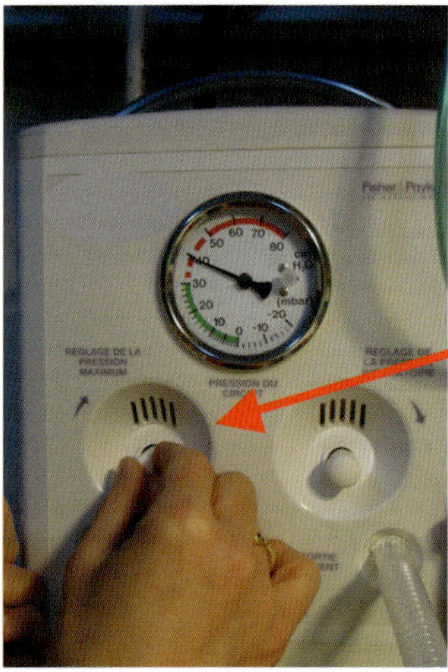

Après avoir atteint la pression maximale d'insufflation à l'aide du bouton de réglage de la pression d'insufflation…

…tourner le bouton de réglage de la pression maximale d'insufflation dans le sens désiré.

L'aiguille du manomètre reprend son ascension si l'on tourne le bouton dans le sens de l'augmentation ou descend si le bouton est tourné dans le sens inverse.
Arrêter la manœuvre lorsque le niveau de pression maximale souhaité est atteint.

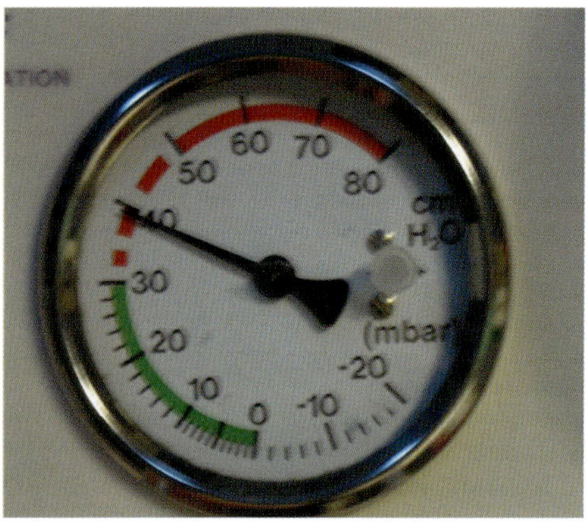

Réglage de la pression maximale à 40 cm H_2O.

Lorsque le réglage est fait, revenir à la pression d'insufflation désirée avec le bouton de réglage de la pression d'insufflation.

RÉGLAGE RECOMMANDÉ PRESSION MAXIMALE : 40 cm H_2O.

Les masques faciaux néonatals

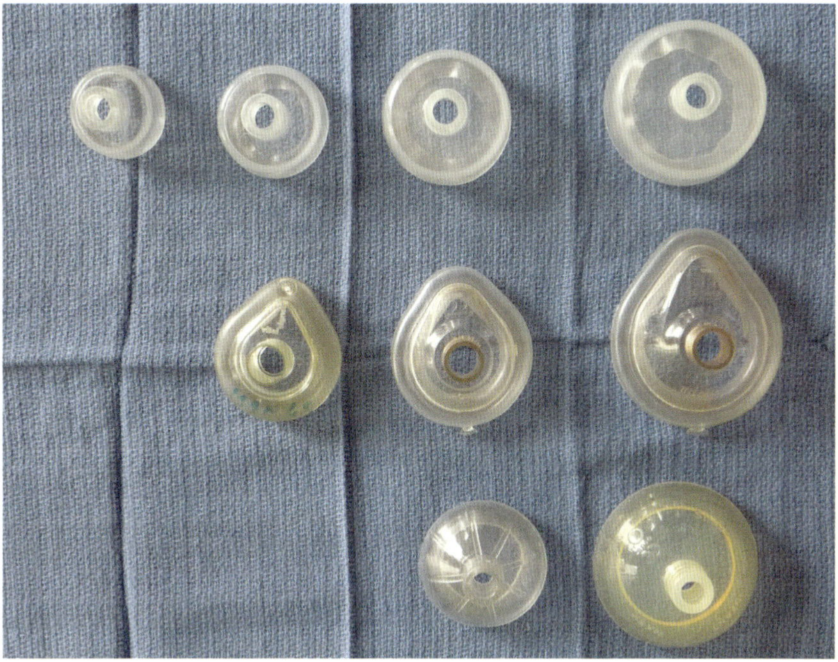

Disposer d'une gamme la plus complète possible (00 ; 0 ; 1 ; 2).

Il est préférable d'utiliser les masques circulaires, (à bords) souples en silicone induisant un espace mort le plus faible possible.

LE MATÉRIEL D'INTUBATION

Présentation

Adhésif, compresses, ciseaux, matériels pour maintien de la sonde d'intubation (moustache)

Canules oro-pharyngées

Piles et ampoules neuves de rechange

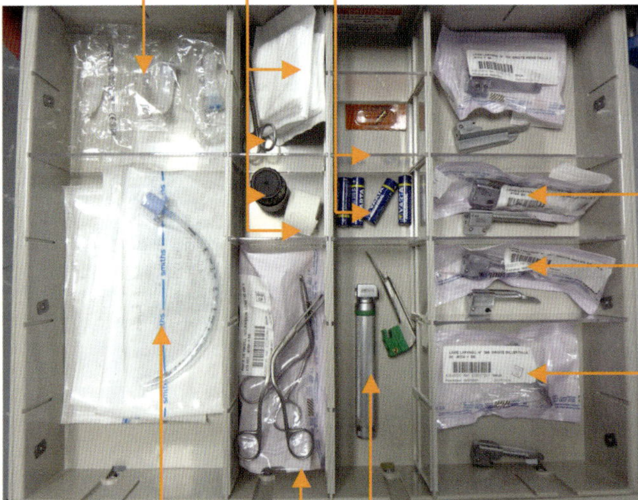

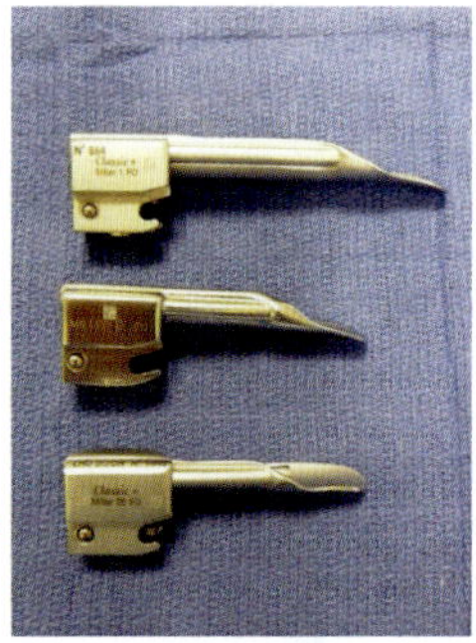

Lames de laryngoscope droites adaptées à la néonatologie (stériles).

Sondes d'intubation

Manche du laryngoscope avec lame test (non stérile) pour vérification de l'éclairage

Pince de Magill néonatale (stérile)

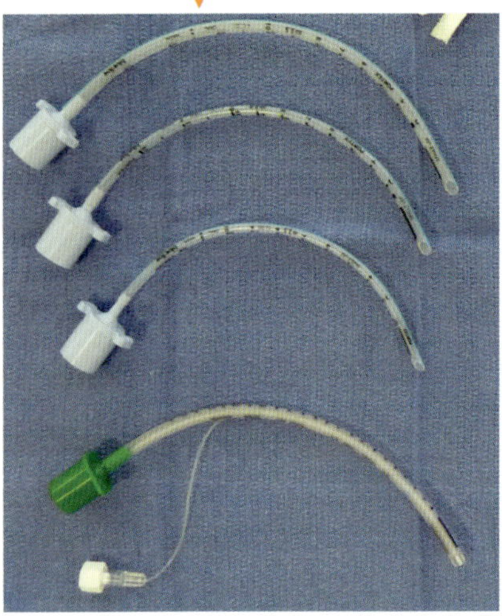

Sondes d'intubation trachéale, sans ballonnet, de différents diamètres intérieurs (en mm) 2,5 - 3 - 3,5.

Sonde d'intubation avec canal latéral facilitant l'instillation intra trachéale de médicament.

Raccord de branchement (Cobb) au système de ventilation

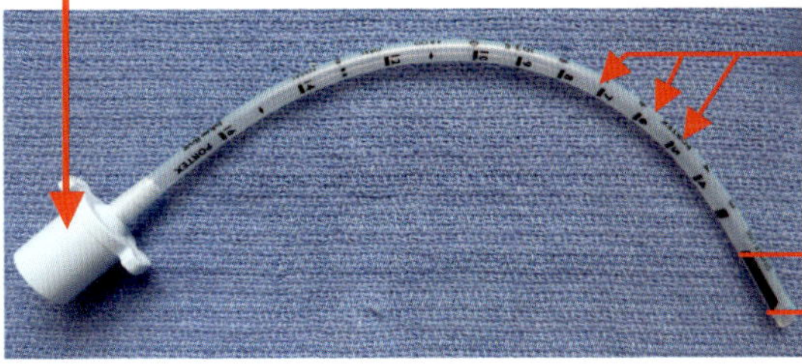

Echelle centimétrique graduant la sonde

Repère glottique, indiquant la longueur de la sonde à placer au-delà des cordes vocales

Sonde d'intubation trachéale néonatale.

Montage du laryngoscope

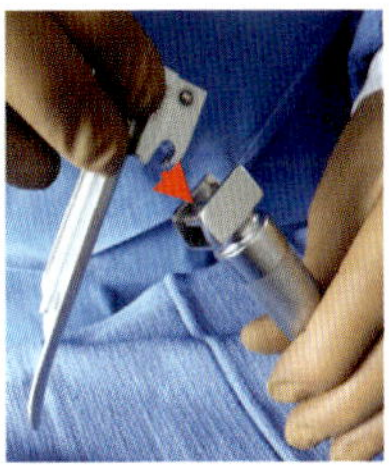

Présenter l'encoche de la base de la lame en face du tenon de l'extrémité supérieure du manche.

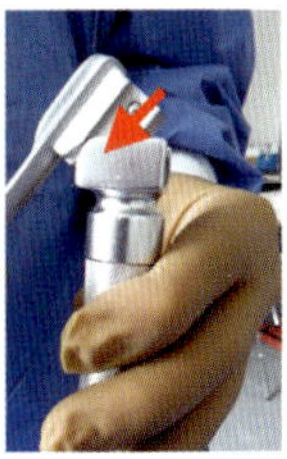

Pousser la lame pour que l'encoche se place dans le tenon : un premier « CLIC » est entendu.

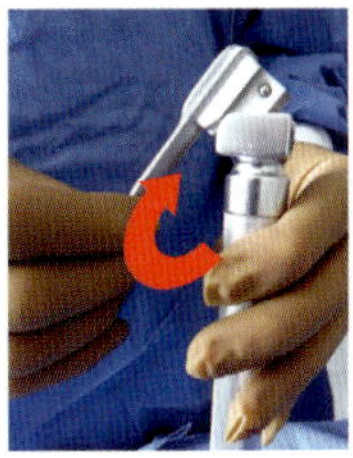

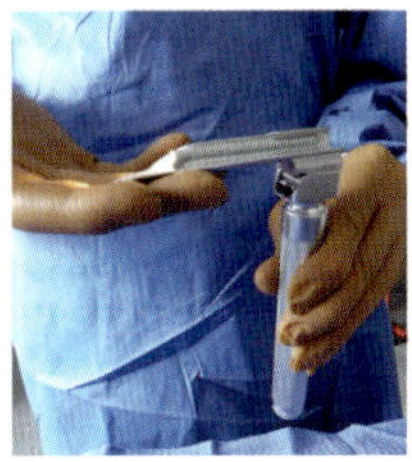

Relever la lame : un second «CLIC» retentit et la lumière apparaît à l'extrémité de la lame.

Vérification de la luminosité

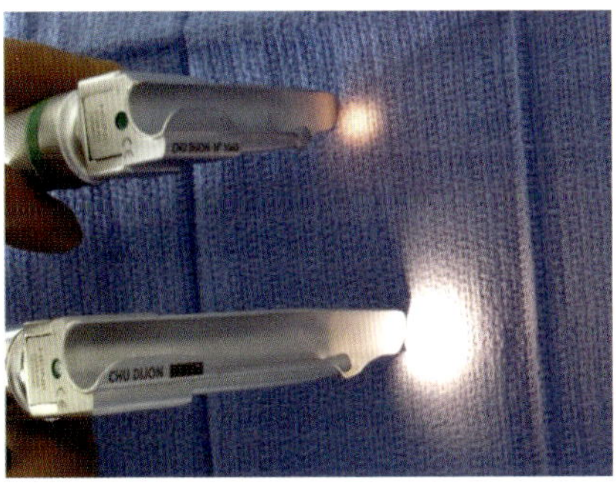

Une « bonne » lumière est une lumière blanche, presque aveuglante lorsqu'on la regarde.

En cas de luminosité insuffisante : changer les piles. En l'absence de lumière : changer les piles et / ou l'ampoule. (Attention de ne pas mélanger le matériel usagé avec le matériel neuf).

Fixation pour maintien de la sonde trachéale (« moustache »)

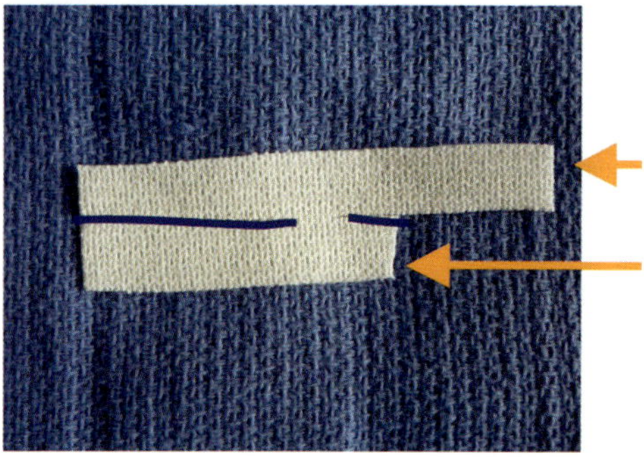

Partie pour adhérer à la peau de l'enfant.

Partie pour adhérer à la sonde

Appareil de mesure (détection) du CO_2 expiré ($EtCO_2$) pour confirmer l'emplacement endotrachéal de la sonde d'intubation

La détection du CO_2 expiré est conseillée pour confirmer l'emplacement endotrachéal de la sonde d'intubation chez les enfants qui ne sont pas en arrêt cardiaque.

Il existe plusieurs dispositifs. Pour chacun d'eux, la pièce permettant le prélèvement du gaz à analyser se place entre l'embout de la SIT et le BAVU.

- Dispositifs autonomes :
  - Capnométrie directe par absorption d'infrarouges non dispersés type EMMA® chez PHASE IN (ANNEXE IV p 127).
  - Capnométrie par méthode colorimétrique type Pedi-cap® chez NELLCOR (ANNEXE IV p 127).

- Dispositifs associés à un module intégrable au sein d'un scope multiparamétrique (si la salle de naissance en est dotée) : associant capnométrie et capnographie (ANNEXE IV p 127).

LE MATÉRIEL POUR POSE D'UN CATHÉTER VEINEUX OMBILICAL

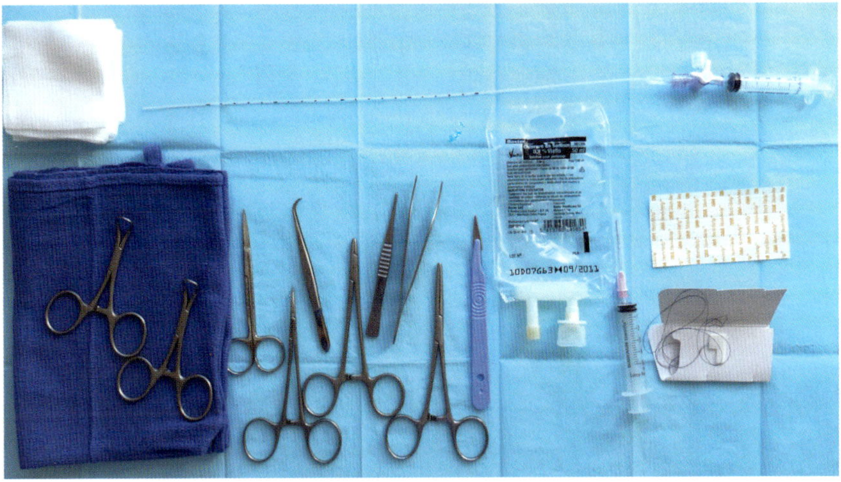

Kit stérile pour pose d'un CVO en urgence

- Cathéters veineux ombilicaux n° 3,5 et 5.
- Poche de sérum physiologique.
- Seringues de 5 ml.
- Aiguilles trocart 20 G.
- Compresses stériles.
- Robinet à 3 voies.
- Bistouri.
- Pinces, ciseaux et porte-aiguille.
- Antiseptique.
- Champs stériles.

MÉDICAMENTS DE L'URGENCE

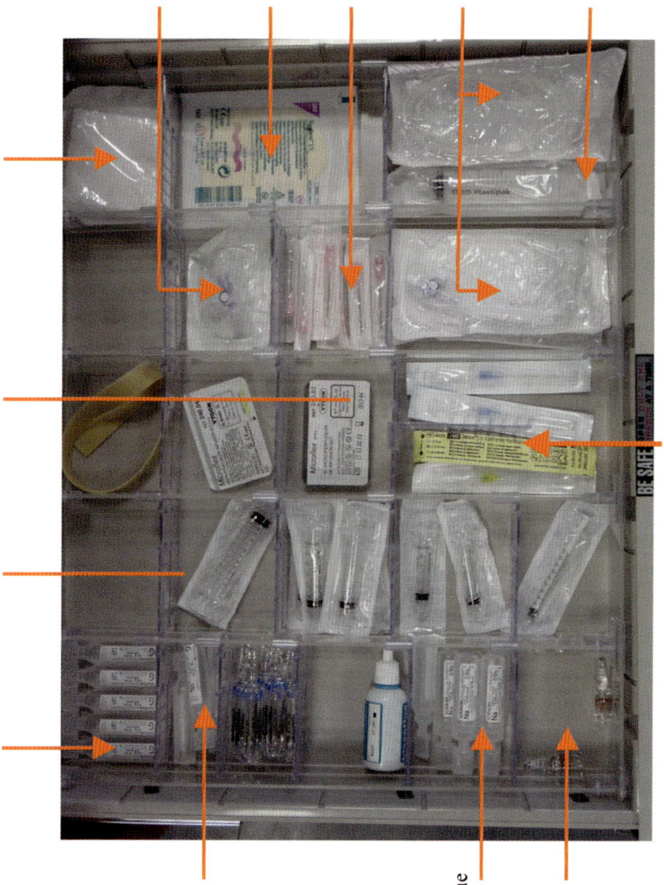

Exemple de rangement des médicaments de l'urgence associés aux matériels de pose des voies veineuses périphériques.

SOLUTÉS POUR EXPANSION VOLÉMIQUE

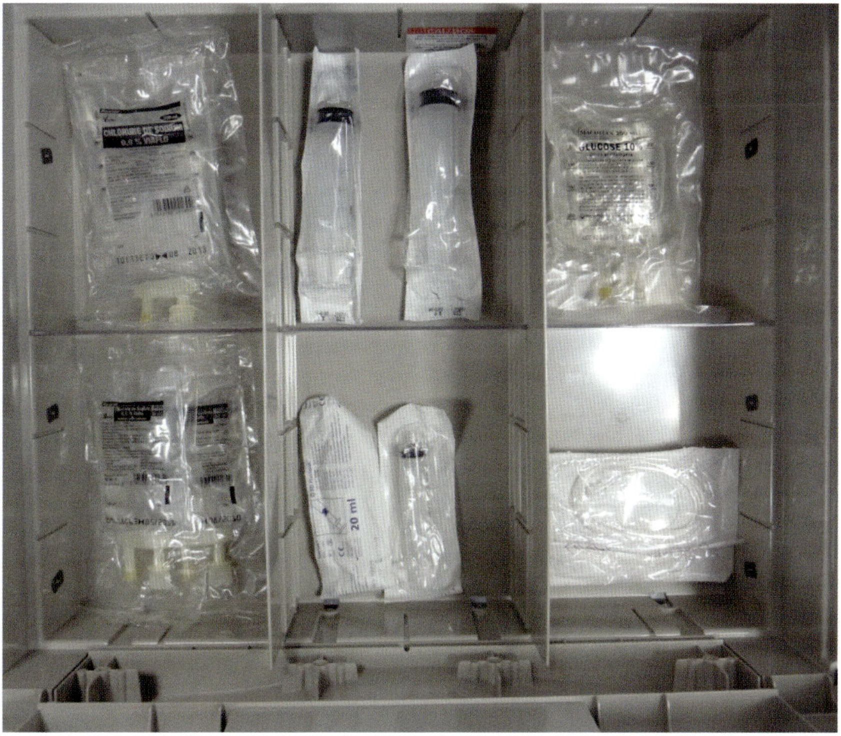

Soluté pour expansion volémique : sérum physiologique (poches de 50 et 250 ml)
Seringues de 20 et 50 ml

> Bien connaître la procédure pour obtenir en (extrême) urgence du culot globulaire (O Rh négatif, si possible CMV négatif).

POUSSE-SERINGUE ÉLECTRIQUE

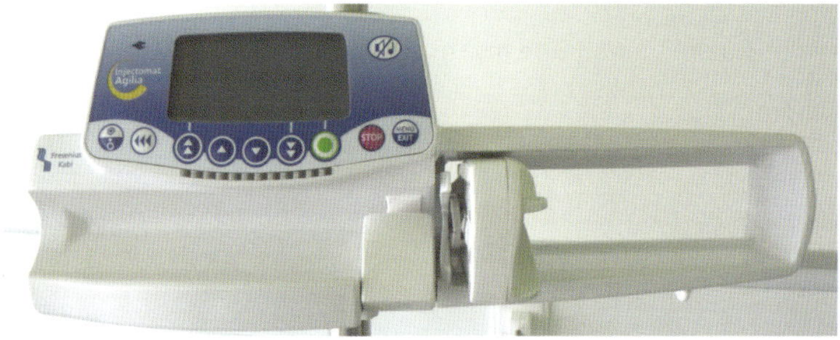

INCUBATEUR D'ACCUEIL

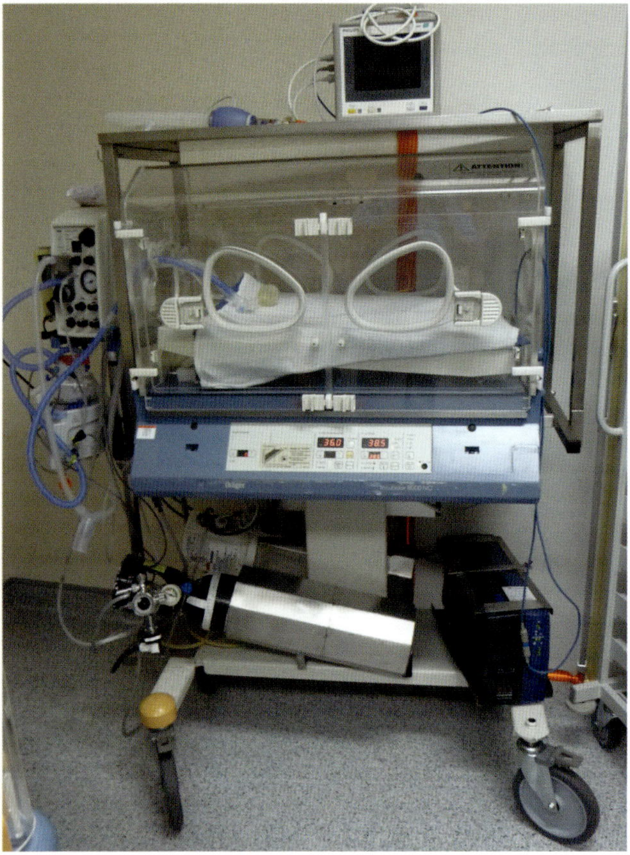

Il doit être préchauffé à 36°C (à 39°C si une naissance prématurée est attendue) et doit être équipé d'une source d'O_2 et d'air.

RESPIRATEUR NÉONATAL

Le respirateur doit être adapté à la néonatologie et fonctionnel. Sa préparation et son maniement doivent être maîtrisés.

Tous les consommables indispensables à son fonctionnement doivent se trouver sur place, en quantité suffisante.

DIVERS

Bandelettes et lecteur pour évaluation de la glycémie capillaire.

Matériel pour dosage du pH.

Matériels pour dosage par microméthode de l'hémoglobine et des lactates.

Sondes gastriques (6 et 8).

EN CAS DE NAISSANCE MULTIPLE :
PRÉVOIR LE MATÉRIEL POUR CHAQUE ENFANT.

PRINCIPES

PRINCIPES GÉNÉRAUX

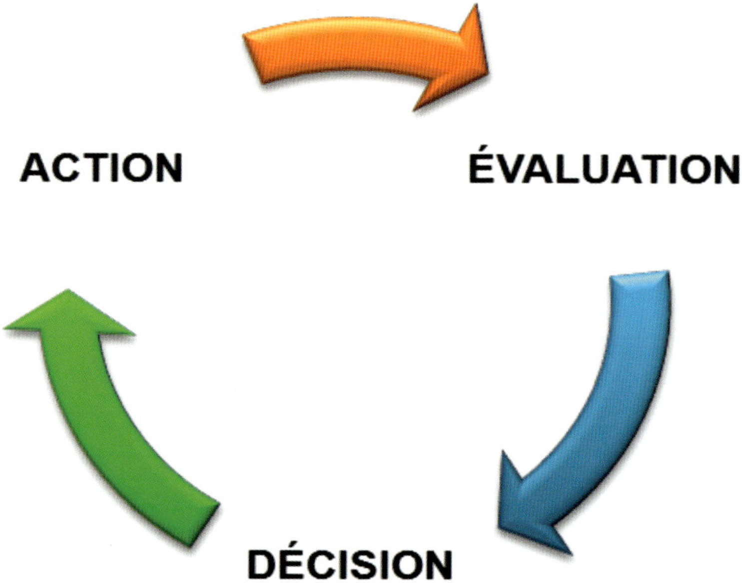

4 IMPÉRATIFS À RESPECTER :

❶ **Rapidité, coordination, (≠ de précipitation).**

❷ **Lutte contre le refroidissement.**

❸ **Asepsie.**

❹ **Douceur des manipulations**

CRITÈRES D'ÉVALUATION

CRITÈRES	MOYENS D'ÉVALUATION	OBJECTIFS	REMARQUES
RESPIRATION	Expansion thoracique	Soulèvement thoracique à chaque inspiration ou insufflation	Un cri franc est le témoin d'une respiration efficace. Un doute sur l'efficacité de mouvements respiratoires doit faire évaluer la FC.
FRÉQUENCE CARDIAQUE	Auscultation à l'apex cardiaque Pouls au cordon Prendre la FC sur 6 s et multiplier par 10 pour avoir la FC /mn	≥ 100 /mn	↑ : amélioration ↓ : détérioration
TONUS	Tonus musculaire	Enfant bien tonique (si naissance à terme)	Un enfant à terme qui naît très hypotonique doit être considéré comme n'ayant pas une respiration efficace. Le tonus variant avec le terme, ce critère d'évaluation est plus difficile à utiliser chez le prématuré
OXYGÉNATION	SpO_2 préductale (main ou poignet droit) (La coloration n'est pas un bon reflet de l'oxygénation dans les premières mn de vie)	Valeurs des SpO_2 acceptables après la naissance : 2 mn : 60 % 3 mn : 70 % 4 mn : 80 % 5 mn : 85 % 10 mn : 90 %	Dangers de l'hypo et de l'hyperoxie (prématurés et contexte d'encéphalopathie anoxo-ischémique)
COLORATION	Coloration des téguments	Rosissement progressif	La pâleur initiale reste un bon critère en faveur d'une acidose et /ou d'une anémie et /ou d'une hypovolémie

RÈGLE ABCD

Airway	**Assurer la liberté des voies aériennes** Positionnement correct de l'enfant Aspiration des voies aériennes si nécessaire
Breathing	**Ventilation en pression positive** BAVU ou insufflateur avec pièce en T en 1ère intention Sur sonde trachéale après intubation si nécessaire
Circulation	**Assurer une circulation efficace** Compressions thoraciques en poursuivant la VPP
Drugs	**Médicaments** Adrénaline Si nécessité d'expansion volémique : sérum physiologique
Environnement	**Normothermie ; normoglycémie**

FRÉQUENCE DES GESTES AU COURS DES RÉANIMATIONS DE NOUVEAU-NÉS EN SALLE DE NAISSANCE :

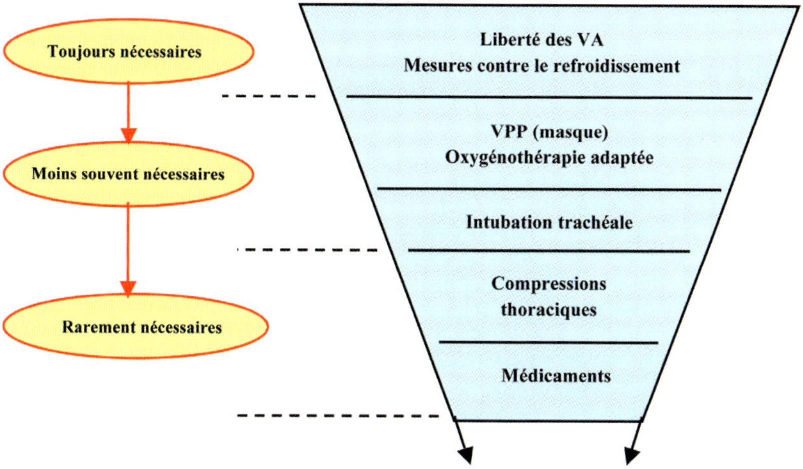

CONDUITE PRATIQUE

A l'arrivée en salle : les mesures d'hygiène doivent être respectées (habillage, charlotte, masque, lunettes de protection, lavage des mains (solution hydro-alcoolique), gants.

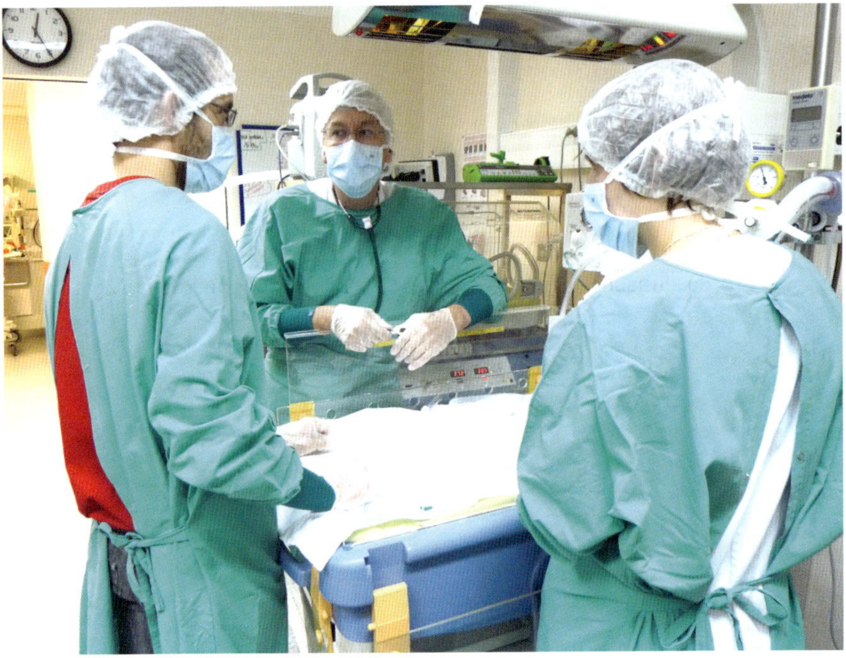

Le rôle de chaque intervenant doit être clairement établi.

La personne la plus expérimentée se positionne en général devant la table de réanimation. L'autre se place sur un des côtés (celui où elle se sent la plus à l'aise pour travailler).

La hauteur de la table est réglée en fonction de la taille des différents intervenants pour que chacun puisse travailler dans les meilleures conditions.

Si possible, revérifier rapidement les différents appareils et matériels (en particulier, aspiration, matériels de ventilation et d'intubation).

LES 4 QUESTIONS DE L'ÉVALUATION INITIALE :

1. L'enfant est-il à terme ?
2. Le liquide amniotique est-il clair ?
3. L'enfant respire-t-il ? Crie-t-il ?
4. L'enfant est-il bien tonique ?

NON à une ou plusieurs questions

L'enfant doit bénéficier d'une assistance

PHASE A

OUI à toutes les questions

Pas de nécessité de réanimation

- Soins habituels :
  séchage, désobstruction non systématique, uniquement si nécessaire, soins de cordon…
- Soins éventuels en rapport avec l'anamnèse (ex : prélèvements bactériologiques).
- Privilégier la relation mère-enfant.
- **POURSUIVRE la surveillance clinique** de la respiration, de l'activité et de la coloration.

Les différentes phases de la réanimation du nouveau-né décrites dans les pages suivantes concernent l'enfant à terme ou proche du terme. Les particularités du nouveau-né prématuré sont décrites dans un chapitre particulier *(p 109)*.

PHASE A : durée = 30 secondes

CHRONOMÈTRE
CHALEUR
LIBERTÉ DES VOIES AÉRIENNES
STIMULATIONS SI NÉCESSAIRES

EN CAS DE LIQUIDE AMNIOTIQUE CLAIR

Chronomètre

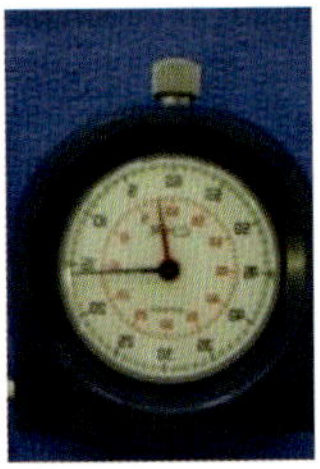

Une personne déclenche le chronomètre.

Les trois autres actions se font plus ou moins simultanément...

Chaleur

- **Rôle de la personne sur le côté :**

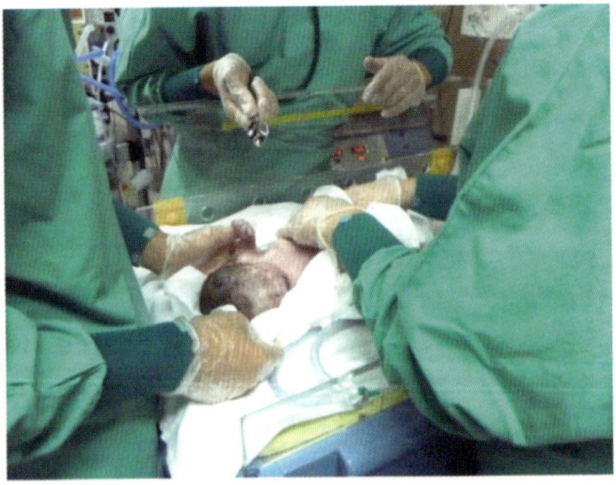

Ôter le lange mouillé.

Poser la sonde thermique (hypochondre droit).

Sécher : essuyer doucement avec un linge sec et tiède.

- **Rôle de la personne à la tête**

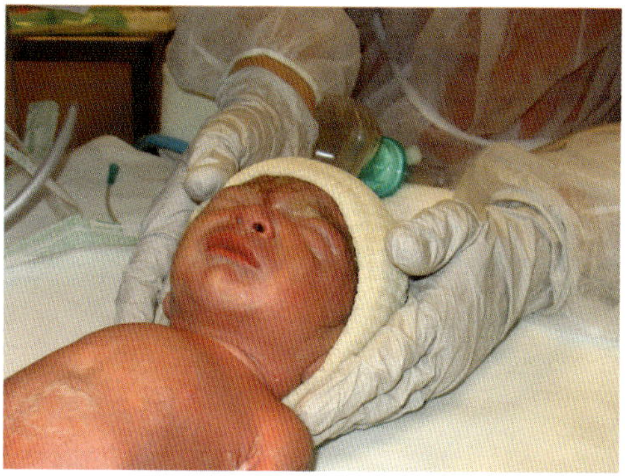

Mettre un bonnet après avoir rapidement essuyé la tête.

Liberté des voies aériennes : rôle de la personne à la tête

- **Positionnement**

Tête en position neutre (sans hyperextension excessive).

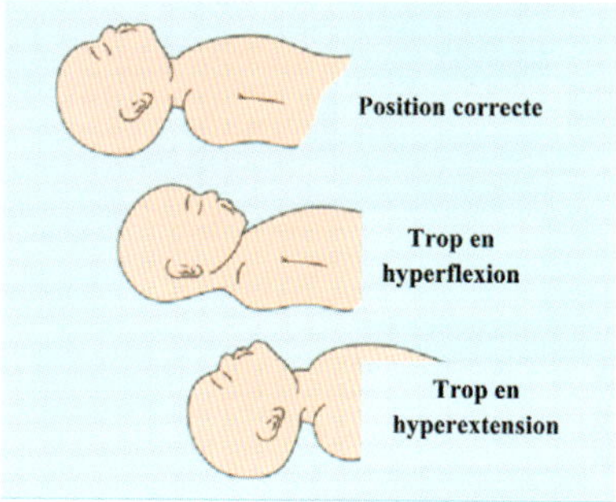

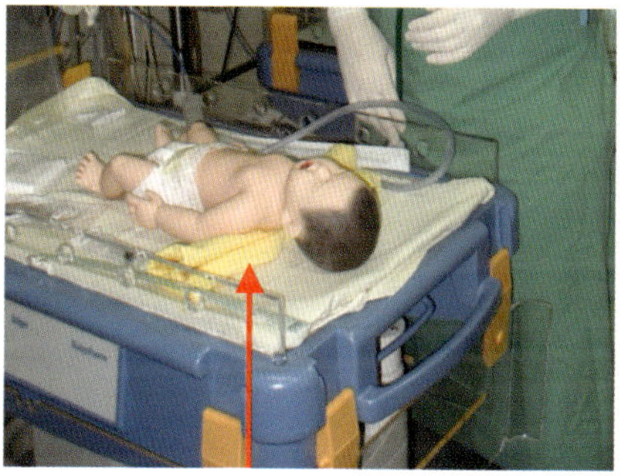

Si la tête est spontanément en hyperflexion à cause d'un occiput proéminent (ex : bosse séro-sanguine), il est possible de la repositionner correctement en plaçant un linge plié sous les épaules.

- **Désobstruction des voies aériennes supérieures**

Elle n'est pas systématique, mais indiquée en cas d'encombrement. Utiliser une sonde d'aspiration n° 08 ou 10.
Ne pas aspirer lors de la mise en place de la sonde, mais toujours **lors de son retrait.**

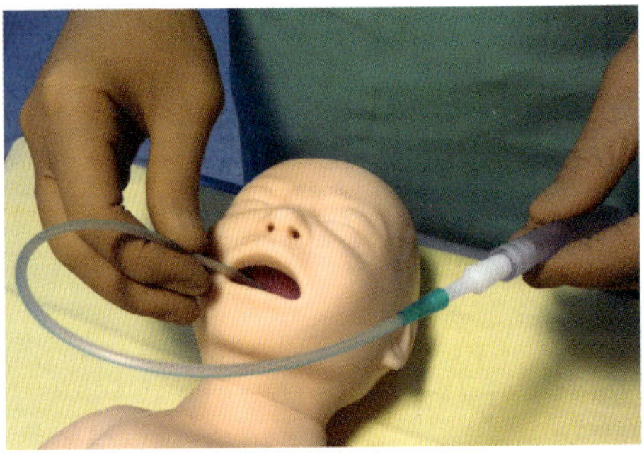

Aspirer les 2/3 antérieurs de la bouche (introduction de la sonde de 3 à 5 cm selon la corpulence de l'enfant).

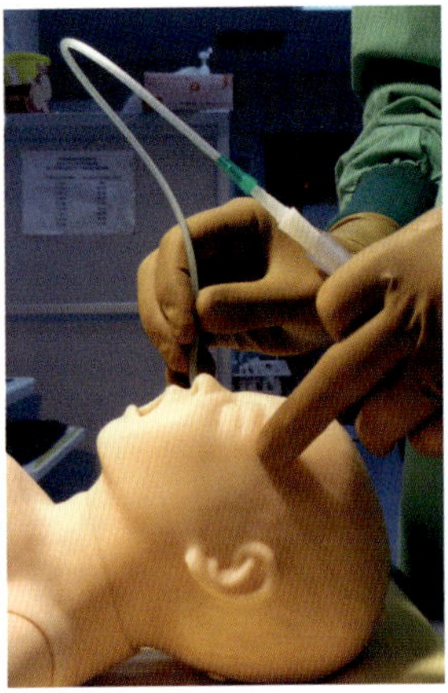

PUIS, si besoin, chaque narine en introduisant uniquement l'extrémité de la sonde (0,5 à 1 cm) sans chercher systématiquement à passer les choanes.

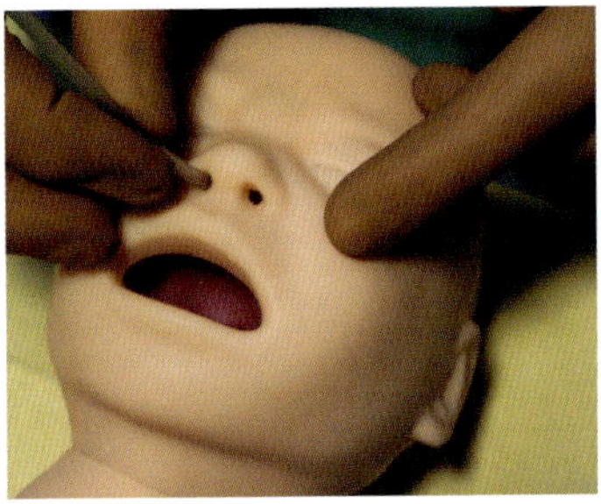

Une aspiration oropharyngée agressive peut retarder le démarrage de la ventilation spontanée, entraîner une bradycardie vagale et un spasme laryngé.

Stimulations (pour déclencher les mouvements respiratoires)

- **Rôles de la personne à la tête et de la personne sur le côté**

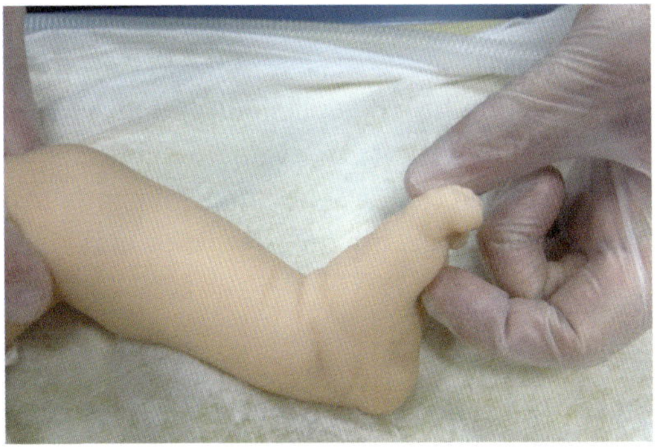

(En plus de la stimulation entraînée par le séchage) Stimulations des plantes de pied.
Massage du dos.

EN CAS DE LIQUIDE AMNIOTIQUE MÉCONIAL OU ÉPAIS OU PARTICULAIRE

Si le nouveau-né est vigoureux : ventilation spontanée efficace (cri), bon tonus musculaire :

La conduite à tenir est la même que précédemment :

- chronomètre ;
- chaleur ;
- liberté des voies aériennes : position, aspiration des VAS.

Pas d'indication à pratiquer une trachéo-aspiration.

L'enfant doit bénéficier d'une surveillance respiratoire étroite (signes cliniques, SpO_2).

Si le nouveau-né n'est pas vigoureux (pas de ventilation efficace, hypotonie) :

La priorité est la liberté des voies aériennes : la personne à la tête et la personne sur le côté doivent travailler ensemble sur cette tâche :

- chronomètre ;
- position ;
- éviter les stimulations ;
- aspiration de la bouche et du pharynx ;
- pour la trachéo-aspiration, il n'y a pas de consensus (ANNEXE III, p 126).

Il est proposé d'effectuer une trachéo-aspiration **SI la personne est EXPÉRIMENTÉE dans l'abord trachéal.** D'où l'importance de repérer ces situations en anté-natal (ce qui est souvent possible) et d'anticiper pour que :

a) le matériel nécessaire à la trachéo-aspiration soit sorti et prêt à être utilisé (voir ci-dessous) ;

b) la personne expérimentée soit présente dès la naissance.

À l'issue de la trachéo-aspiration ou de la tentative de trachéo-aspiration, qui ne doivent pas excéder 20 secondes, le nouveau-né doit être évalué. Si l'anticipation n'est pas possible et que les personnes sur place ne se sentent pas compétentes, l'évaluation doit immédiatement suivre la désobstruction des voies aériennes supérieures.

Le geste de trachéo-aspiration :

L'opérateur doit exposer la glotte à l'aide du laryngoscope (voir intubation trachéale) puis introduire dans la trachée :

- soit une sonde d'aspiration de bon calibre (10 ou 12) ;
- soit une sonde d'intubation de calibre adéquat.

Selon la technique choisie, l'aspiration est ensuite branchée soit sur la sonde d'aspiration, soit directement sur la sonde d'intubation (cette dernière ne pourra alors pas être utilisée pour ventiler l'enfant).

L'aspiration se fait lors du retrait de la sonde.

EN CAS DE LIQUIDE AMNIOTIQUE TEINTÉ, FLUIDE

L'attitude est la même que pour le liquide clair.

ÉVALUATION À L'ISSUE DE LA PHASE A (AU BOUT DE 30 SECONDES)

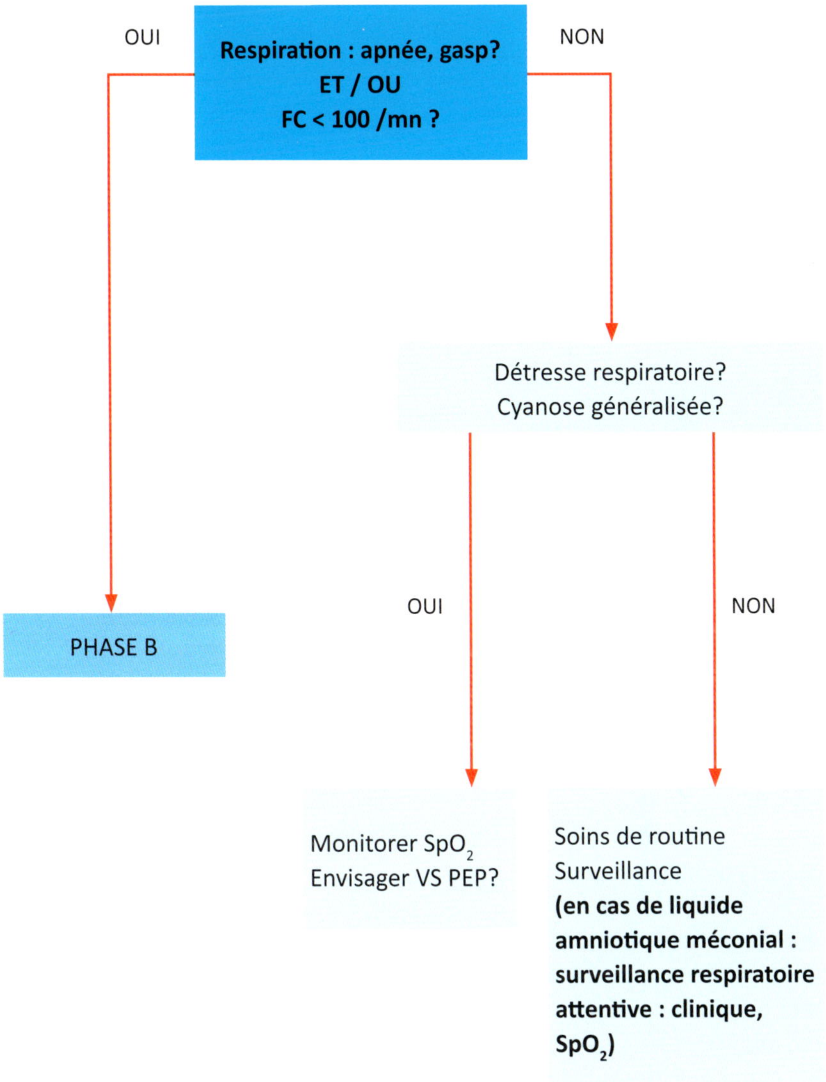

PHASE B : durée initiale de 30 secondes
VENTILATION EN PRESSION POSITIVE (MASQUE + INSUFFLATEUR)

Phase la plus importante et la plus efficace
de la réanimation cardio-respiratoire du nouveau-né

INDICATIONS

- Apnée ou gasps malgré la première phase (A) bien conduite.
- Respiration spontanée mais FC < 100 /mn (respiration probablement non efficace).
- Ces indications sont valables même en cas de liquide amniotique méconial particulaire si la trachéo- aspiration n'a pas été réalisée.

CONTRE - INDICATIONS

- Hernie diaphragmatique congénitale suspectée ou avérée (diagnostic anté-natal) et nécessité de VPP.
  Dans ce cas, la VPP doit se faire sur sonde trachéale après intubation (la prolongation d'une ventilation manuelle au masque aboutirait à une distension digestive progressive compromettant gravement l'efficacité de la ventilation).

RÉPARTITION DES TÂCHES

La personne à la tête :
assure la ventilation en pression positive.

La personne sur le côté :
pose le capteur de saturation à la main droite (SpO_2 préductale) soit à l'intérieur de la paume de la main, soit en bracelet en faisant attention de ne pas serrer trop fort.
Ce capteur doit être protégé d'une luminosité trop vive.

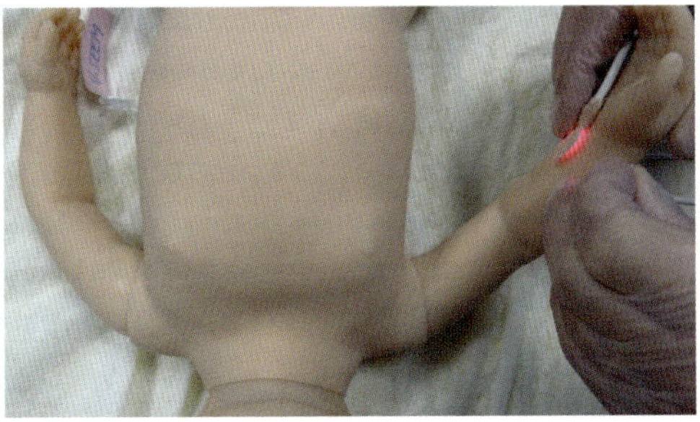

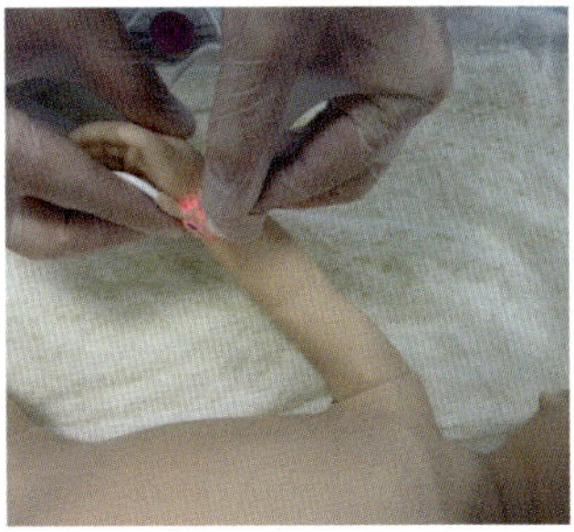

PRATIQUE DE LA VENTILATION EN PRESSION POSITIVE

Choix et position du masque

La taille du masque doit être adaptée à la morphologie du nouveau-né.

Le masque doit être appliqué de façon à recouvrir le nez et la bouche (maintenue ouverte) sans recouvrir les yeux ni dépasser le menton.

La taille adaptée et la position correcte du masque doivent assurer **l'étanchéité.**

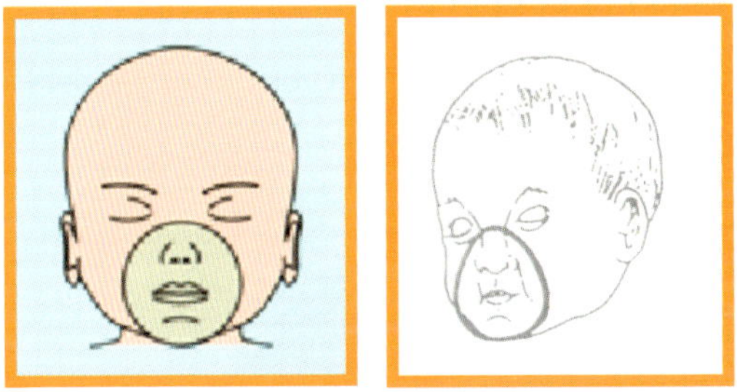

Position correcte

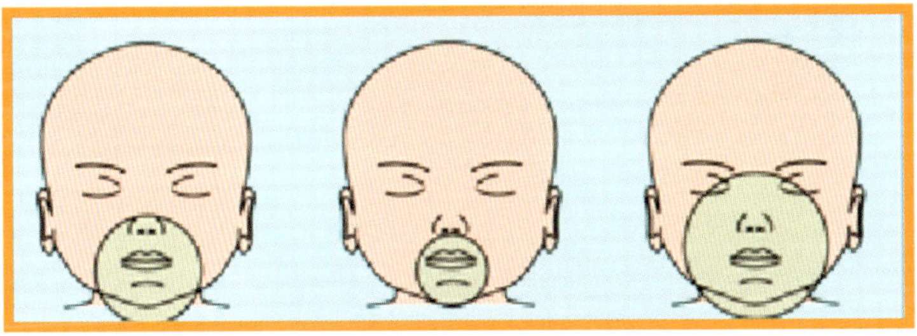

Positions incorrectes

Le masque est maintenu sur la face du nouveau-né à l'aide du pouce et de l'index en exerçant une pression modérée pour éviter les fuites.

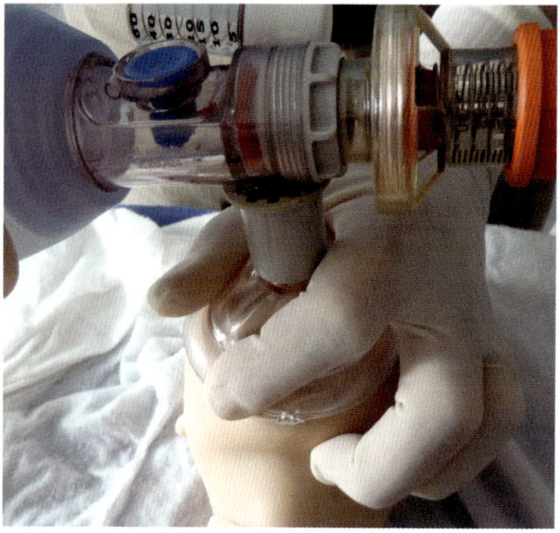

Les 3 autres doigts accrochent le maxillaire inférieur (qu'on luxe un peu vers l'avant).
On ne doit exercer aucune pression ni sur la trachée, ni sur les parties molles du plancher buccal, ni au niveau des yeux.

Ventilation avec le BAVU

- **L'insufflation**

La pression exercée sur le BAVU propulse un volume de gaz vers l'enfant.

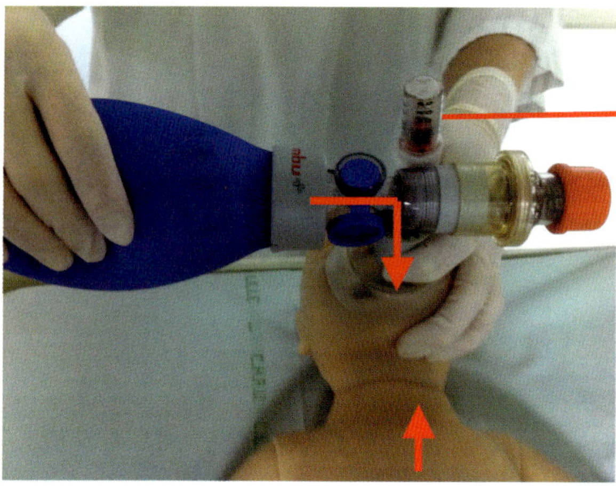

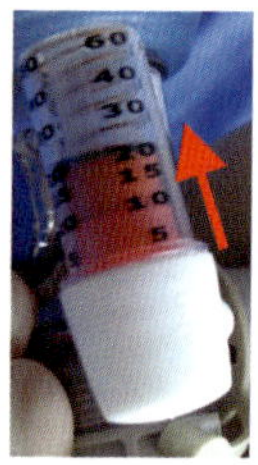

Vérification du niveau de la pression d'insufflation sur le manomètre s'adaptant au BAVU (ici 20 cm H_2O).

Le thorax se soulève.

- **L'expiration**

Lorsque le BAVU est relâché, le nouveau-né expire passivement.

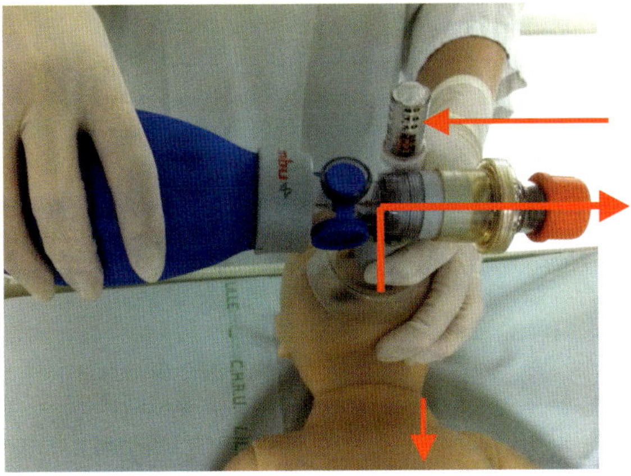

Retour du manomètre au niveau de PEP réglée.
Expiration de l'enfant au travers la valve de PEP

Le thorax s'affaisse.

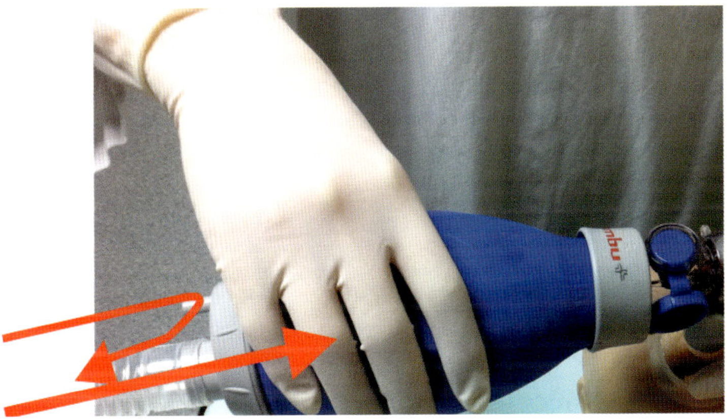

Parallèlement :
Remplissage du ballon à partir du gaz contenu dans le réservoir lui-même alimenté en permanence par l'arrivée du mélange air-O_2 dont la FiO_2 a été préalablement réglée.
Le nouveau-né est ventilé à la FiO_2 de ce mélange.

Ventilation à l'aide d'un insufflateur à débit continu avec pièce en T

- **L'insufflation**

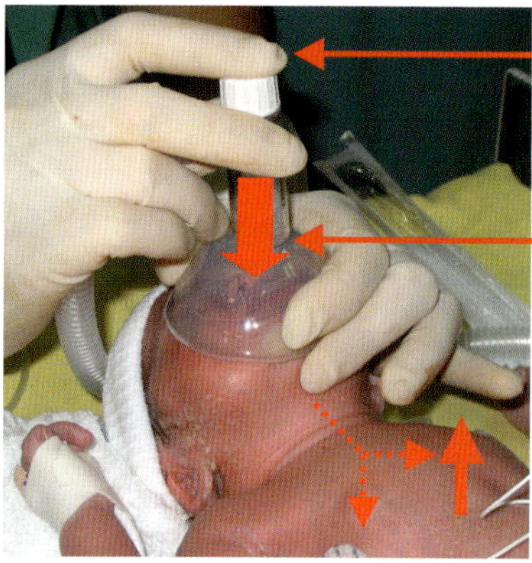

Obturation avec un doigt de la sortie expiratoire de la pièce en T

Ventilation de l'arbre pulmonaire du nouveau-né. La pression préréglée n'est pas dépassée :
ici 20 cm H_2O

Le thorax se soulève.

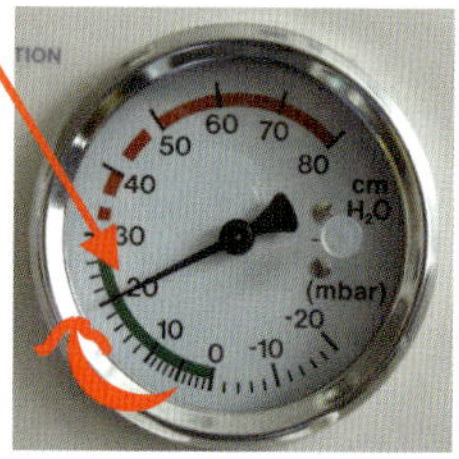

- **L'expiration**

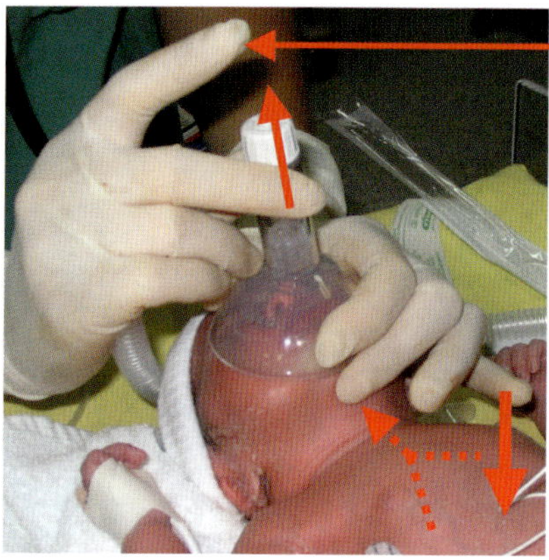

Libération de l'orifice expiratoire de la pièce en T

Échappement du gaz vers l'extérieur par l'orifice expiratoire au travers de la valve de PEP qui s'applique donc à l'expiration de l'enfant.

Le thorax s'affaisse.

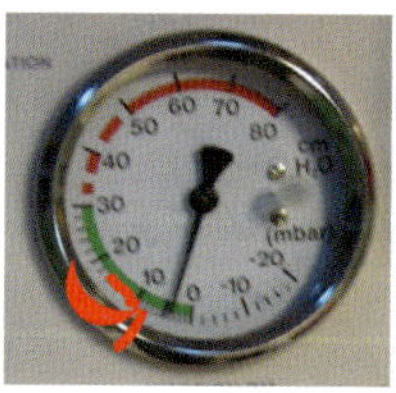

Retour de l'aiguille du manomètre à sa position initiale (niveau de PEP).

Recommandations concernant les paramètres de ventilation

- **Pression d'insufflation :**
  - si les pressions ne sont pas monitorées : appliquer la pression minimale pour obtenir un soulèvement thoracique et une accélération de la FC ;
  - si les pressions sont monitorées (recommandé) : débuter à 20-25 cm H_2O chez le nouveau-né à terme ;
  - puis dans les 2 cas, adapter la pression : elle doit être suffisante pour obtenir un soulèvement thoracique et une accélération de la FC, mais pas trop importante pour éviter un barotraumatisme.

- **Fréquence :**

40 à 60 cycles /mn.
40 cycles /mn → « j'insuffle - 2 - 3 - j'insuffle - 2 - 3... ».

- **Durée des insufflations (Ti) :**

Ti : 0,5 s.

- **PEP :**

3 à 4 cm H_2O.

- **FiO_2 :**

Débuter avec 21 %.
Augmenter la FiO_2 si malgré une ventilation efficace la FC reste < 100 /mn et / ou si la SpO_2 pré-ductale est au dessous des valeurs acceptables définies page 15 et rappelées ici :

- à 2 mn : 60 %
- à 3 mn : 70 %
- à 4 mn : 80 %
- à 5 mn : 85 %
- à 10 mn : 90 %

Si ces valeurs ne sont pas atteintes : augmenter la FiO_2.
Si ces valeurs sont dépassées : diminuer la FiO_2 (tant qu'il existe une supplémentation en O_2).
Éviter les modifications brutales de FiO_2.

Mise en place d'une sonde gastrique en cas de VPP excédant 3 à 5 mn

Vérification de l'efficacité de la ventilation au cours des premières insufflations

L'efficacité se vérifie par le soulèvement du thorax (BAVU) et l'augmentation des pressions à la valeur souhaitée (manomètre de l'insufflateur avec pièce en T ou manomètre monté sur le BAVU).

Si ce n'est pas le cas, il faut se poser les questions suivantes :

- Y-a-t-il des fuites ?

- Au niveau du masque ? → **Si oui : repositionner le masque.**
- Sur le circuit ? → **Si oui : reconnecter le tuyau.**

- Y-a-t-il un obstacle?

- Un encombrement ? → **Si oui : ré-aspirer.**
- Une mauvaise position des VAS ? → **Si oui : repositionner la tête de l'enfant.**
- La bouche fermée ? → **Si oui : réouverture de la bouche.**

- La pression exercée est-elle insuffisante ?

→ **Si oui : augmenter la pression d'insufflation.**

En cas de ventilation inefficace persistante : envisager une intubation.

ÉVALUATION APRÈS 30 SECONDES DE VPP EFFICACE

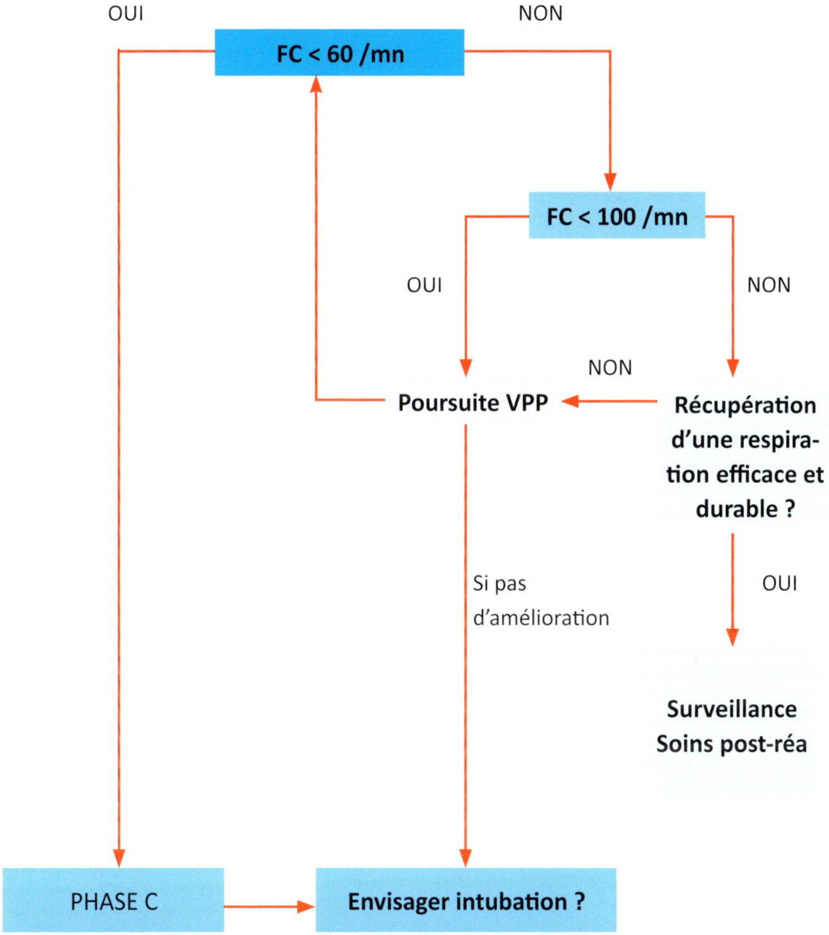

Penser à :
- **Hypovolémie avec anémie aiguë.**
- **Pneumothorax.**
- **Malformations (HDC, cardiopathie...).**

PHASE C : durée = 45 secondes

ASSOCIATION VENTILATION EN PRESSION POSITIVE / COMPRESSIONS THORACIQUES

A ce stade, il n'y a pas d'amélioration après 30 s de ventilation alvéolaire efficace. La FC inférieure à 60 /mn commande le début des CT en alternance avec la poursuite de la ventilation. La présence de 2 opérateurs est indispensable.

Il faut de plus penser à :

1) envisager une intubation trachéale : si la personne expérimentée pour ce geste n'est pas déjà sur place, il faut la faire prévenir, si ce n'est pas déjà fait ;

2) adapter la FiO_2 (même correctement mises en œuvre, les CT n'assurent que 20 à 25% du débit cardiaque normal) ;

3) différentes causes pouvant être à l'origine de l'absence d'amélioration :

- hypovolémie liée à une anémie par spoliation sanguine aiguë ;
- pneumothorax ;
- malformations congénitales (HDC, cardiopathies...) ;

4) anticiper la pose d'un CVO pour injection d'adrénaline et /ou pour expansion volémique ; pour cela appeler du renfort (idéalement 2 autres personnes).

DESCRIPTION DES COMPRESSIONS THORACIQUES

Lieu des CT :

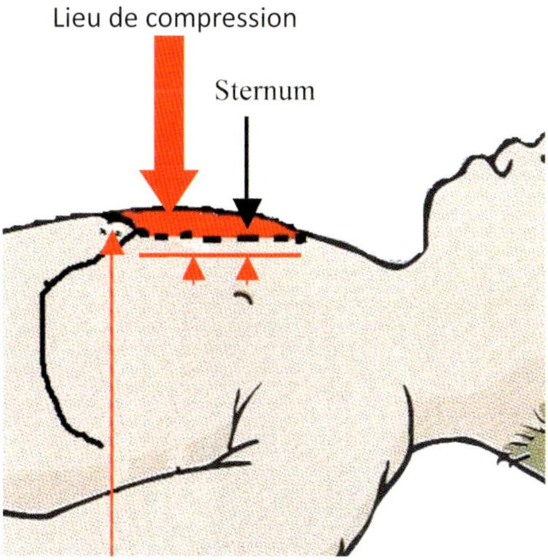

Creux xiphoïdien (angle formé par les dernières côtes)

1/3 inférieur du sternum, **sur la ligne médiane.**

Pour éviter de comprimer l'abdomen supérieur, repérer le creux xiphoïdien (angle formé par les dernières côtes).

Faire les CT à un travers de doigt au dessus de cette limite.

Profondeur des CT :

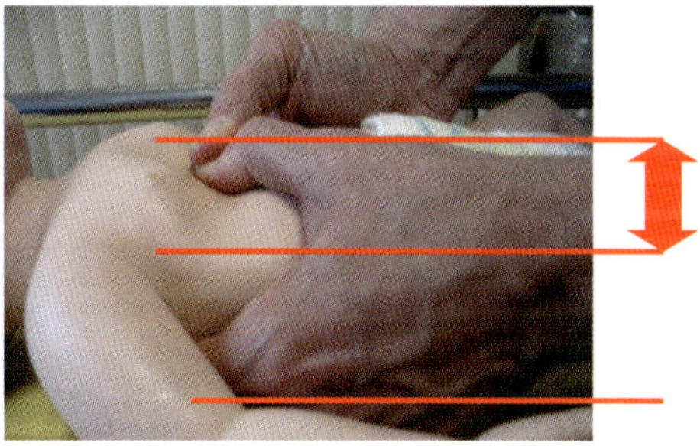

Chaque CT doit déprimer le thorax d'environ 1/3 de son diamètre antéropostérieur (soit 1,5 à 2 cm).

Durée égale pour la compression et la relaxation

Après chaque compression, durant la phase de relaxation, relâcher la pression et laisser le thorax revenir complètement à sa position initiale, les doigts devant rester en contact avec la paroi.

TECHNIQUE DES 2 POUCES SUPERPOSÉS OU JUXTAPOSÉS (RECOMMANDÉE)

Elle se réalise en encerclant le thorax par les 2 mains : doigts en arrière (qui supportent le dos du nouveau-né) et les 2 pouces en avant se superposant ou se juxtaposant sur le 1/3 inférieur du sternum. Les compressions doivent se faire avec l'extrémité des pouces.

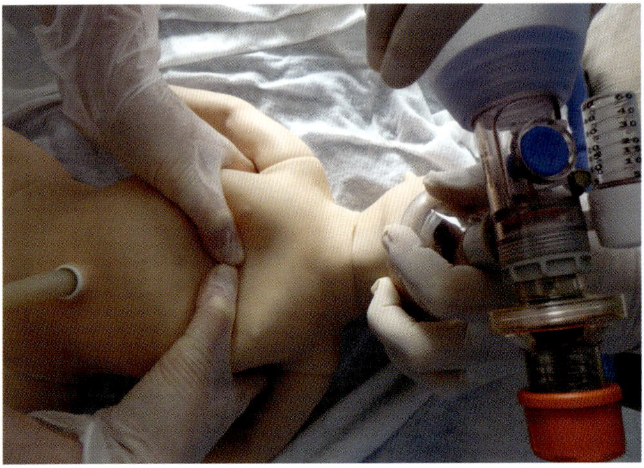

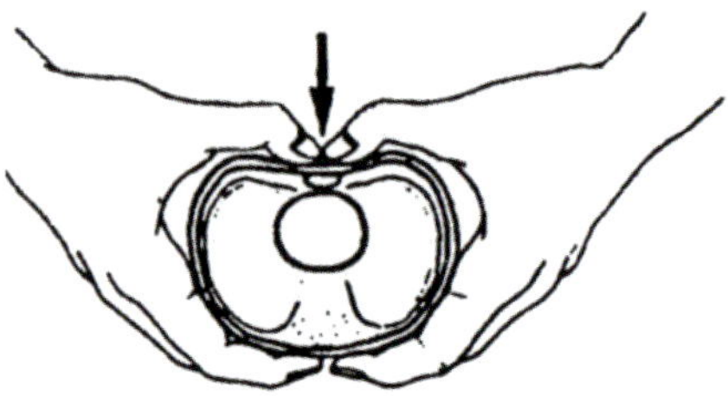

oui

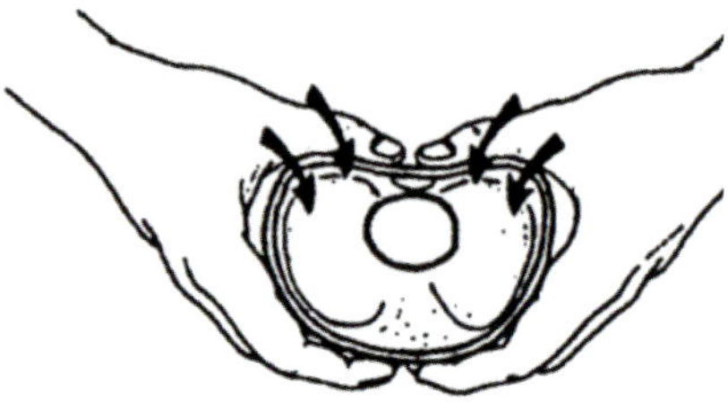

non

TECHNIQUE DES 2 DOIGTS

Elle se réalise sur un plan dur, avec l'extrémité de l'index et du majeur (technique utilisée pour faciliter l'accès au cordon lors de la pose d'un CVO).

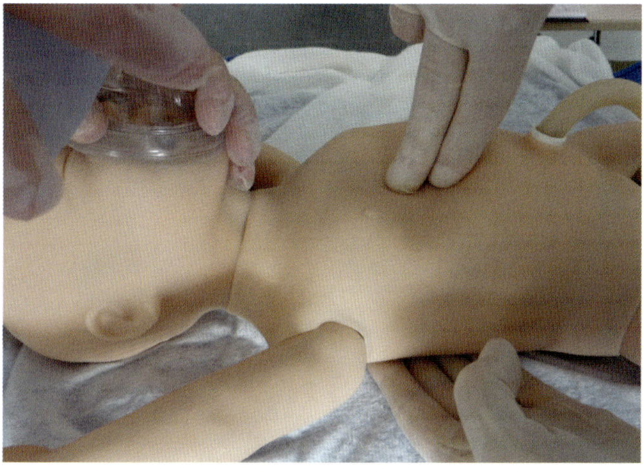

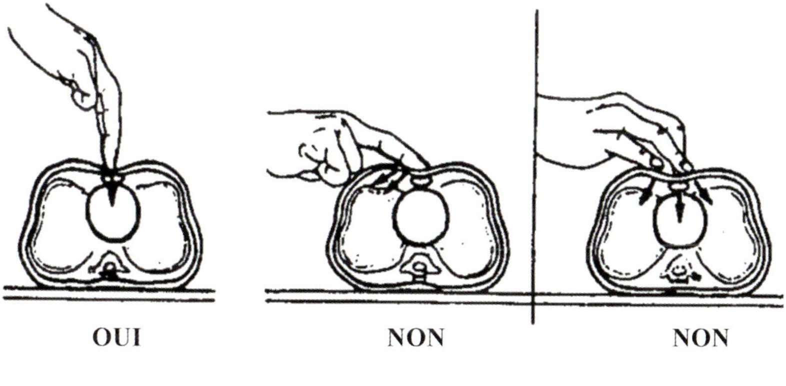

RYTHME DES COMPRESSIONS ; RAPPORT COMPRESSIONS - VENTILATION

Rythme des compressions : 90 /mn. Rythme de la ventilation : 30 /mn.
→ 120 évènements /mn.

Rapport compressions - ventilation : 3 CT suivies d'une insufflation. Chaque cycle de 4 gestes dure 2 s.

La personne qui comprime, en comptant à haute voix, donne le rythme des gestes à effectuer, ce qui permet une bonne coordination entre CT et ventilation.

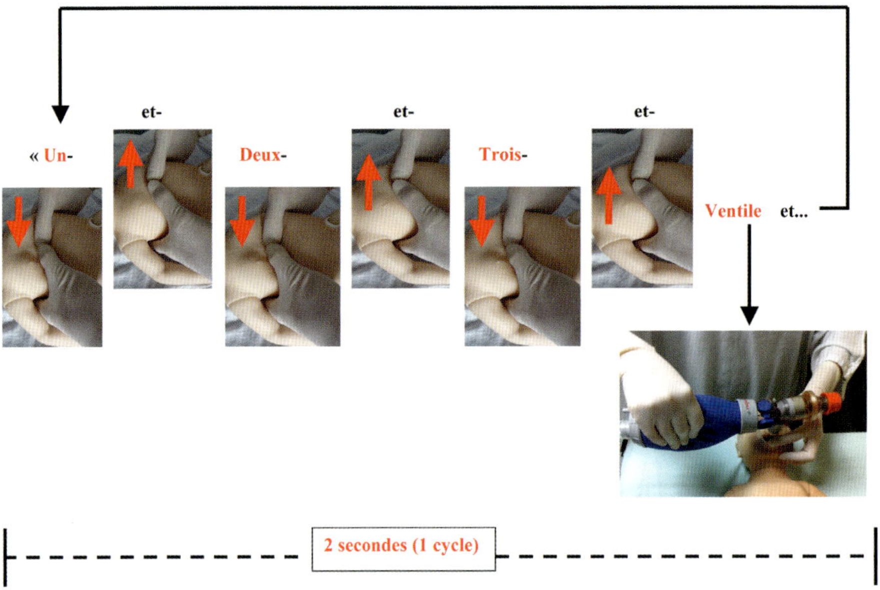

CRITÈRE D'EFFICACITÉ

Perception d'un pouls périphérique (huméral) à chaque compression.

INTUBATION TRACHÉALE

INDICATIONS

- Inefficacité de la VPP au masque
- Nécessité de CT.
- Nécessité de prolonger la VPP au masque.
- Pour effectuer une trachéo-aspiration.
- Hernie diaphragmatique congénitale suspectée ou avérée (diagnostic anté-natal) et nécessité de VPP.

IL FAUT IMPÉRATIVEMENT AU MOINS DEUX PERSONNES

Une personne expérimentée pour effectuer le geste.
Un aide pour préparer le matériel, maintenir l'enfant durant le geste puis fixer la sonde à l'issue de l'intubation.

PRÉPARATION

Aspiration fonctionnelle avec sonde pour aspiration bucco-pharyngée n° 08 ou 10.
Pince de Magill néonatale.
Choix de la lame de laryngoscope de taille appropriée (tableau ci-dessous).
Choix de la sonde trachéale :
les sondes trachéales sont communément désignées par le chiffre qui correspond à leur diamètre intérieur en mm (2,5 ; 3 ; 3,5 ...). Cette appellation est commune à toutes les marques de sondes. Par contre, le diamètre extérieur dépend de la marque de la sonde (ANNEXE V p 130) ; il doit être adapté à la taille de la glotte (pas trop gros pour ne pas avoir à forcer le passage ; assez gros pour avoir le moins de fuite possible autour de la sonde lors de la ventilation).
A titre indicatif, on peut se référer au tableau ci-dessous.
Au cours de l'intubation, il faut avoir à portée de main une sonde de taille supérieure et une sonde de taille inférieure à celle choisie.

Poids estimé de l'enfant (g)	Taille de la lame de laryngoscope	Numéro de la sonde (DI)	Remarques
Entre 2500 et 3500	1	3	**Pour les marques de SIT dont les DE sont les plus petits, certaines équipes posent des sondes n° 3,5 et d'autant plus que le poids est élevé** (ANNEXE V p 130)
> 3500	1	3,5	

La FiO_2 doit être adaptée aux besoins de l'enfant.

LE GESTE

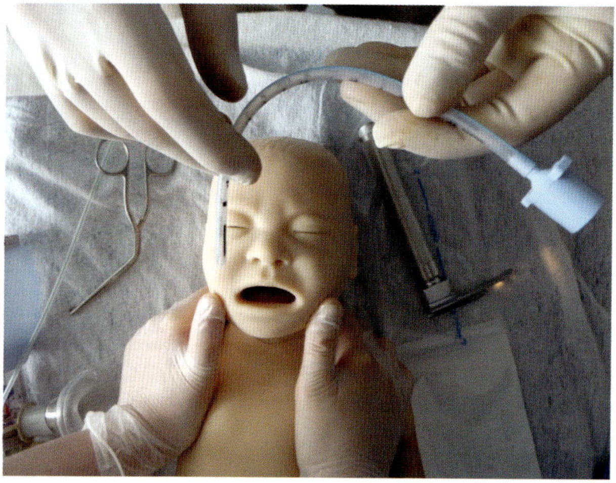

Importance de la position et du maintien de l'enfant par l'aide : la position est identique à celle recommandée pour la VPP au masque ; l'aide doit maintenir fermement les épaules appuyées contre la table et maintenir la tête correctement dans l'axe.

Intubation par la bouche

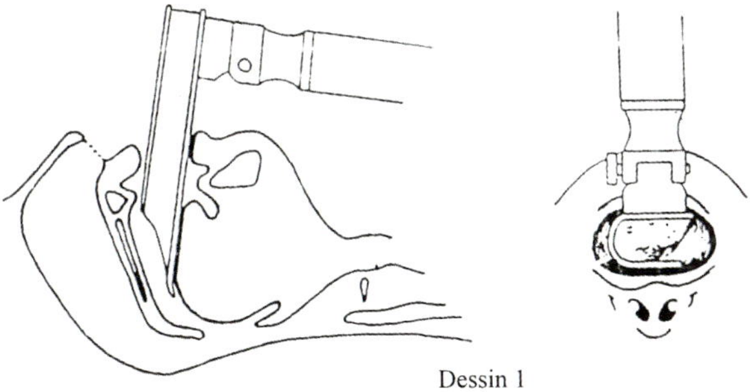

Introduction de la lame du laryngoscope du côté droit de la bouche, en refoulant la langue vers la gauche.

Dessin 1

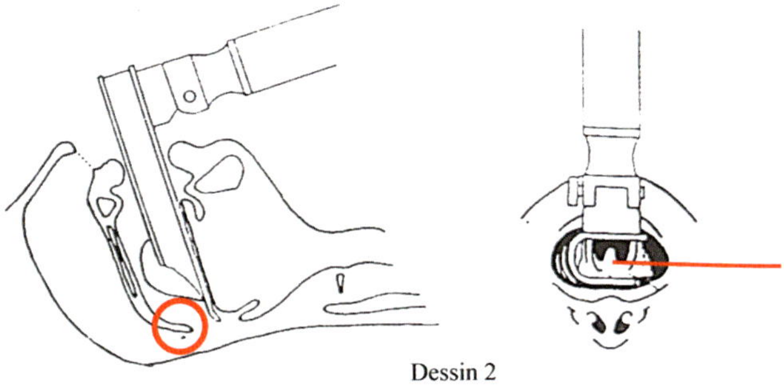

Repérage de la luette, médiane.

Dessin 2

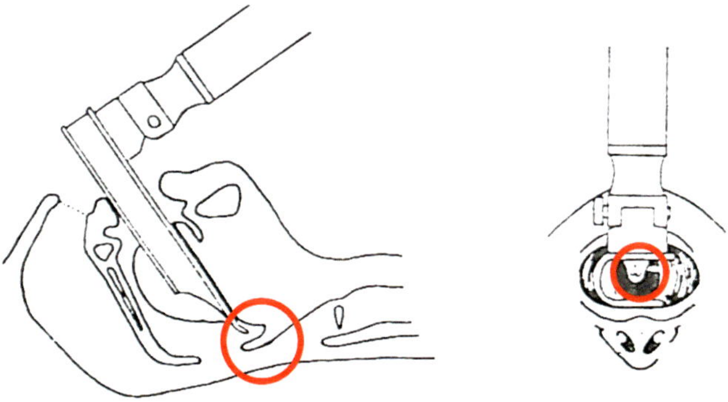

Dessin 3

Le laryngoscope doit être en position médiane aligné sur la ligne ombilic-nez. Visualisation de l'épiglotte (extrémité du laryngoscope dans le sillon glosso-épiglottique).

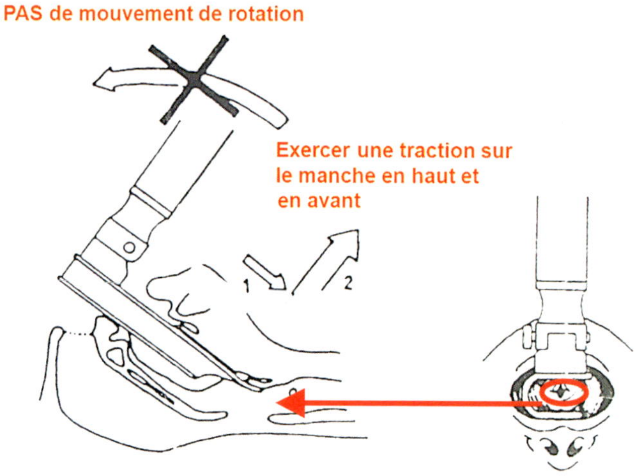

Dessin 4

Exposition de la glotte.
A ce stade, une aspiration est souvent nécessaire (sonde d'aspiration n°10).
Une pression douce sur la trachée cervicale par l'aide peut faciliter l'exposition de la région glottique.

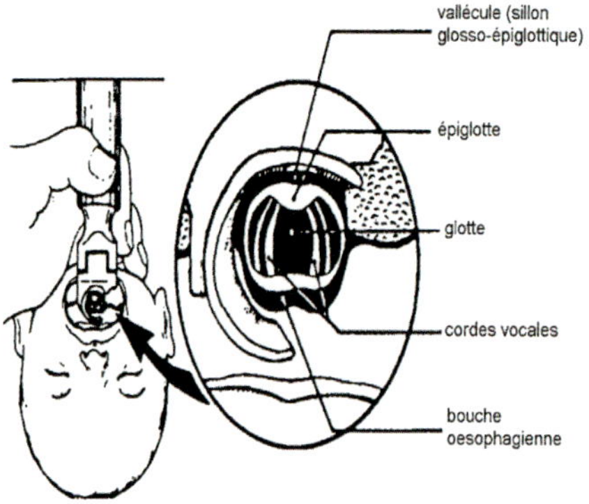

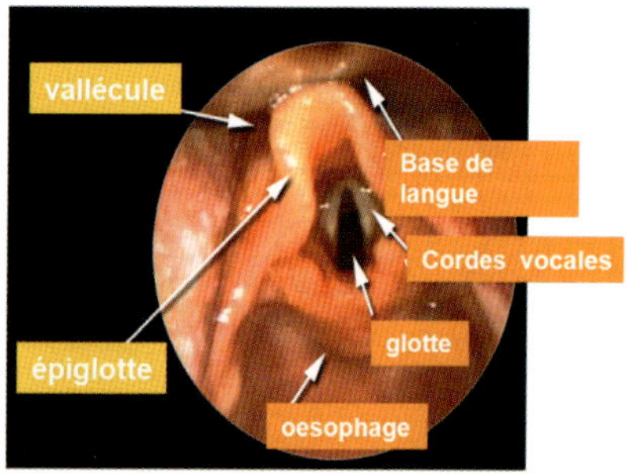

Les dessins 1, 2 et 3 (p 83), 4 ci-dessus et 5 (p 87) ont été reproduits à partir du livre : *« Réanimation et Transport Pédiatrique »* - J. LAVAUD ; A. AYACHI ; J.L. CHABERNAUD ; N. LODE. 5ème édition ; MASSON éditeur ; 2004 ; p 28.

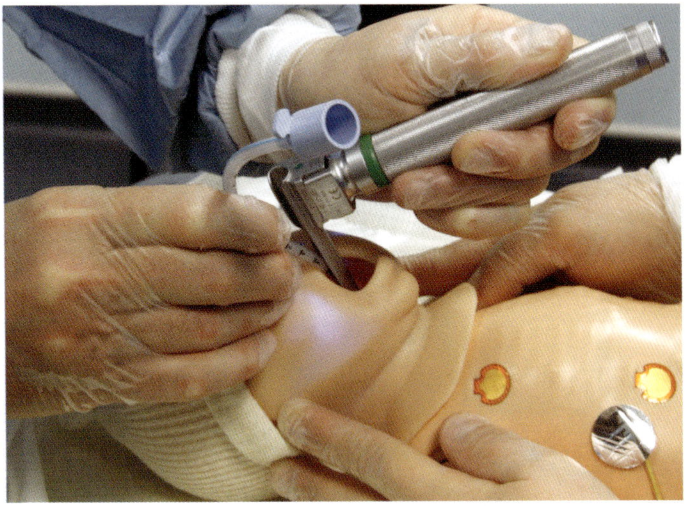

Introduction directe de la sonde au travers de l'orifice glottique, entre les cordes vocales. Arrêter la progression de la sonde dès que le repère glottique a franchi les cordes vocales (voir p 49).
L'impossibilité de faire franchir les cordes vocales à la sonde est le plus souvent liée à une trop forte déflexion de la tête sur le cou : le bec de la sonde butte sur la paroi antérieure de la trachée ; en re-fléchissant un peu la tête, il est alors habituellement possible de faire glisser la sonde dans la trachée.
Il faut ensuite maintenir la sonde entre le pouce et l'index et retirer doucement avec l'autre main le laryngoscope (attention de ne pas provoquer une extubation accidentelle durant cette manœuvre).

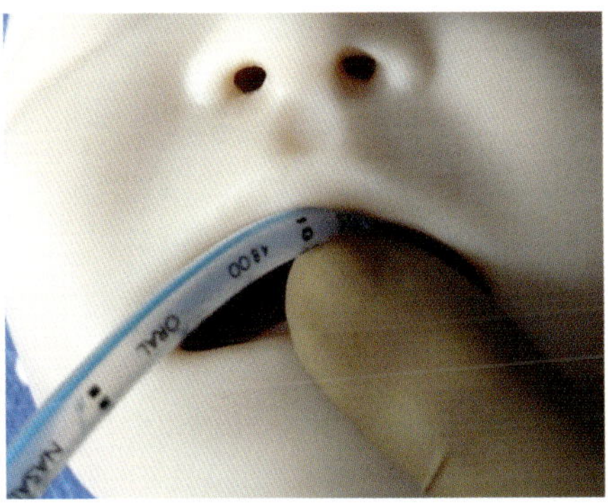

Vérification de la position de la sonde: le repère chiffré apparaissant au niveau de la lèvre supérieure au dessous du philtrum doit correspondre au **poids en kg + 6**

(Ici : enfant de 4 kg → repère 10).

Intubation par le nez

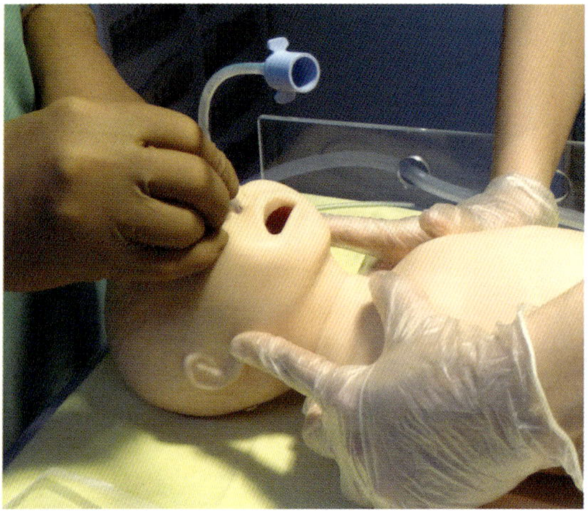

Introduction douce de la sonde d'intubation dans une narine, la direction devant être perpendiculaire au massif facial ; le passage de la choane peut représenter un obstacle. Dans ce cas, ne pas insister et essayer de passer par l'autre narine.

La sonde doit être enfoncée d'une distance suffisante pour que son extrémité soit bien visible dans le pharynx (5 à 6 cm).

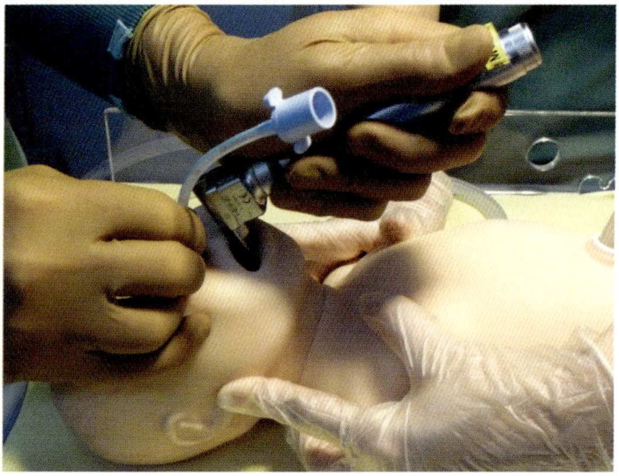

La mise en place du laryngoscope et l'exposition de la glotte se font de la même façon que lors de l'intubation par la bouche.

On retrouve ici l'extrémité de la sonde dans le pharynx.

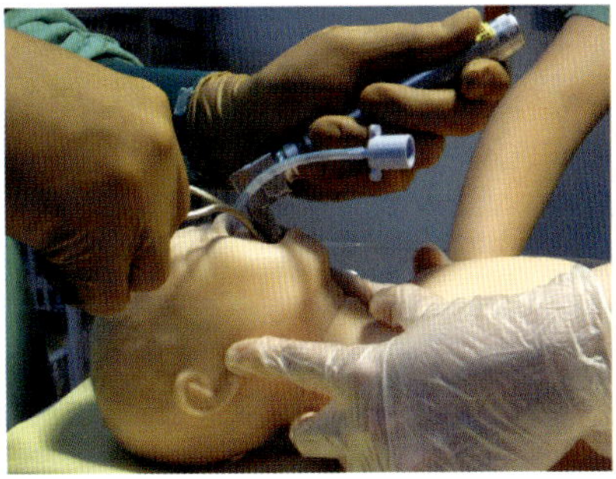

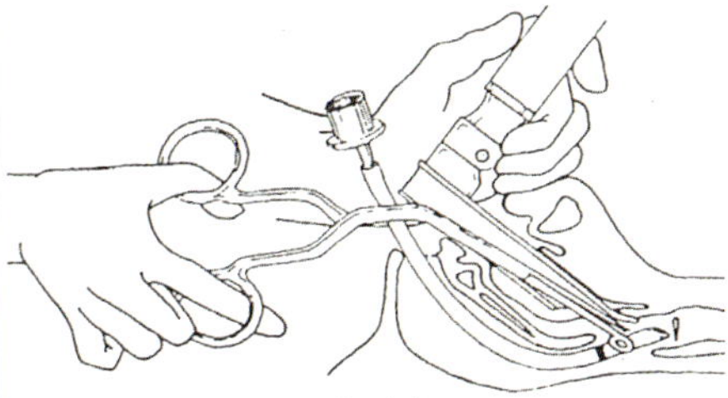

Dessin 5

La pince de Magill est introduite en position fermée. La sonde doit être saisie à environ 2 cm de son extrémité distale juste entre les 2 extrémités élargies de la pince.

La sonde est introduite dans l'orifice glottique, guidée par la pince. Arrêter la progression de la sonde dès que le repère glottique a franchi les cordes vocales (voir p 49).

Retirer la pince en position fermée, en faisant attention de ne pas « accrocher » la SIT au passage (risque d'extubation).

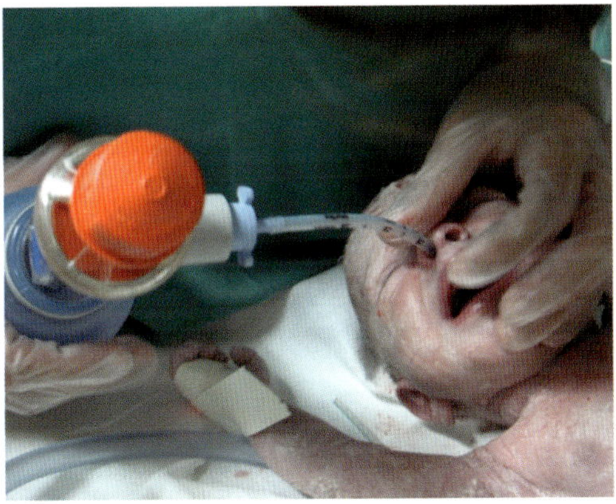

La sonde est maintenue entre pouce et index au ras de la narine tandis qu'avec l'autre main, on ressort avec précautions la lame du laryngoscope.

Vérification de la position de la sonde : le repère chiffré apparaissant au ras de la narine doit correspondre au **poids en kg + 7.**

La tentative d'intubation doit se limiter à 20-30 secondes. En cas d'échec, l'enfant est repris en VPP au masque jusqu'à stabilisation (penser à adapter la FiO_2 aux besoins de l'enfant). Un nouvel essai peut alors être tenté.

Après l'intubation, le nouveau-né doit être ventilé sur tube à l'aide du BAVU ou de l'insufflateur avec pièce en T.

CRITÈRES D'INTUBATION ENDOTRACHÉALE

Les 3 signes cliniques à obtenir sont :

- le soulèvement bilatéral et symétrique du thorax lors de chaque insufflation ;
- l'amélioration de la fréquence cardiaque ;
- l'amélioration de l'oxygénation (augmentation de la SpO_2).

Si ces signes et en particulier les 2 premiers ne sont pas obtenus rapidement, la position de la sonde doit être réévaluée :

- soit par laryngoscopie directe ;
- soit par mesure de l'Et CO_2 :
  - → Et CO_2 bas : le tube n'est pas dans la trachée.
  - → Et CO_2 élevé : le tube est dans la trachée.

> Attention en cas d'arrêt circulatoire et en absence de compressions thoraciques (donc absence de débit sanguin pulmonaire), l'Et CO_2 est bas que la sonde soit bien placée ou non.
>
> Attention aux faux positifs de la méthode colorimétrique en cas d'administration de médicaments (surfactant, adrénaline, atropine) par la sonde d'intubation (ces faux positifs font croire à tort que la sonde est en bonne position endotrachéale alors qu'elle se trouve en fait dans l'œsophage).

FIXATION DE LA SONDE

Intubation nasotrachéale

Intubation orotrachéale

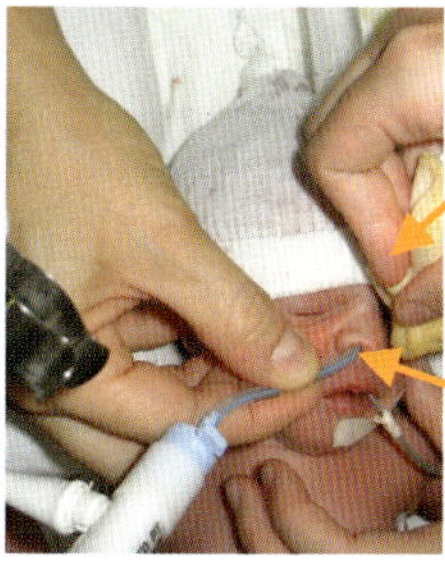

Séchage de la peau devant recevoir la moustache.

Vérification du repère avant fixation.

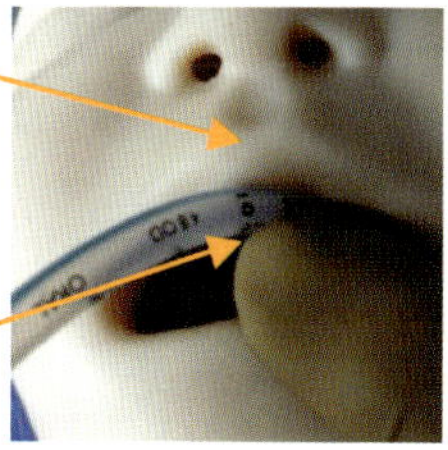

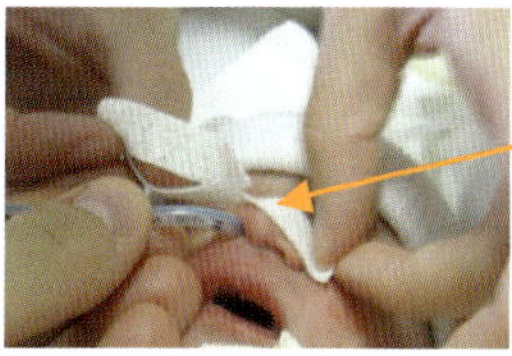

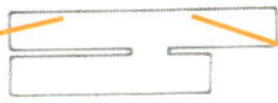

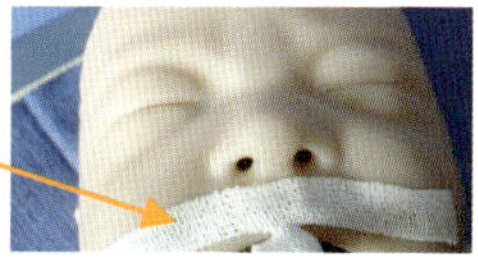

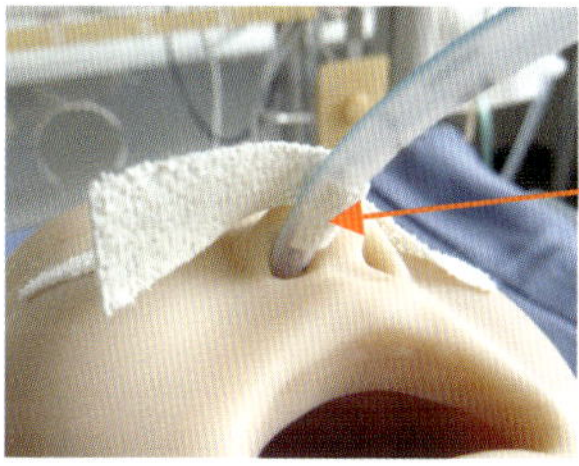

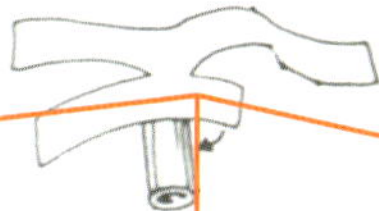

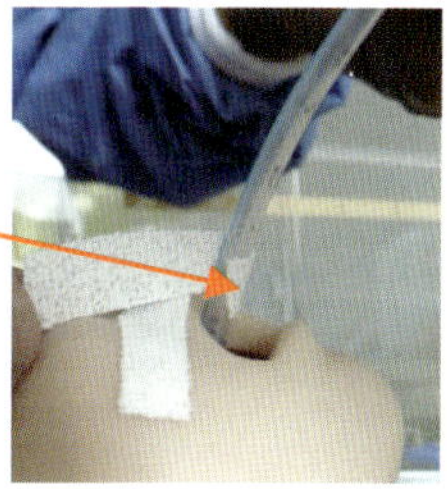

Petit côté ne devant coller qu'à la sonde.

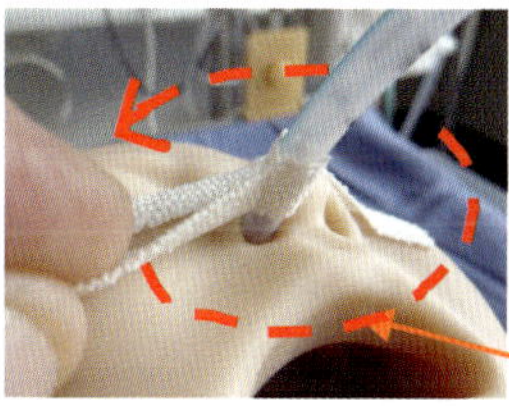

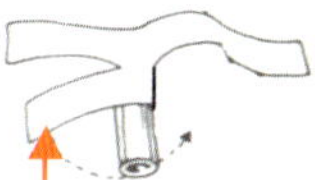

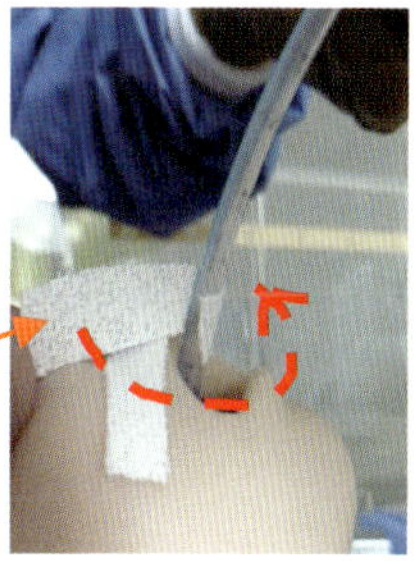

Grand côté venant recouvrir le petit côté collé à la sonde et entourant le tout sur plusieurs tours.

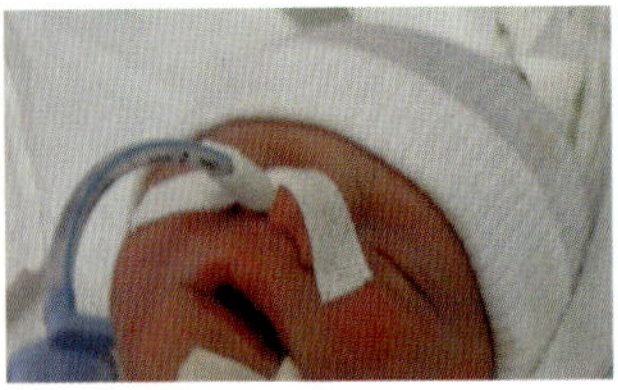 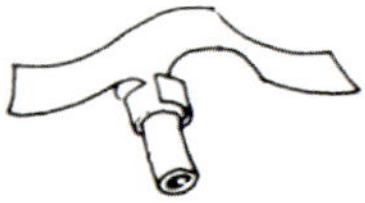 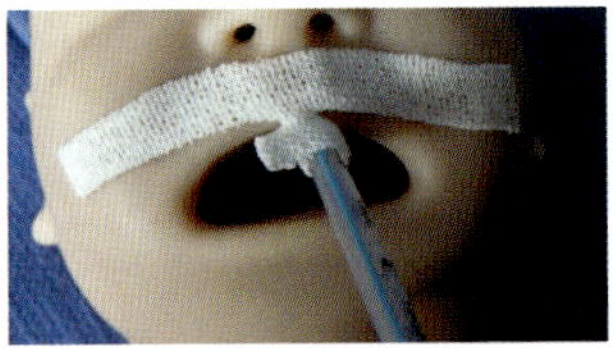

En cas d'intubation par le nez, il faut veiller à ce que la sonde d'intubation soit bien dans le prolongement de la narine et n'exerce pas de compression sur l'aile du nez.

VÉRIFICATION EN CAS D'INEFFICACITÉ DE LA VENTILATION SUR TUBE

En cas d'inefficacité de la ventilation sur tube (pas de soulèvement thoracique, pas d'accélération de la FC), il faut vérifier :

1) que la SIT est bien en place	→ Déplacement de la SIT	Acronyme DOPEE
2) qu'elle n'est pas obstruée	→ Obstruction de la SIT	
3) qu'il n'y a pas de pneumothorax	→ Pneumothorax	
4) qu'il n'y a pas de problème avec le matériel (BAVU, insufflateur, O_2)	→ Equipement	
5) qu'il n'y a pas de distension gastrique (air provenant de la ventilation au masque)	→ Estomac	

ÉVALUATION APRÈS 30 À 45 SECONDES DE VPP + CT

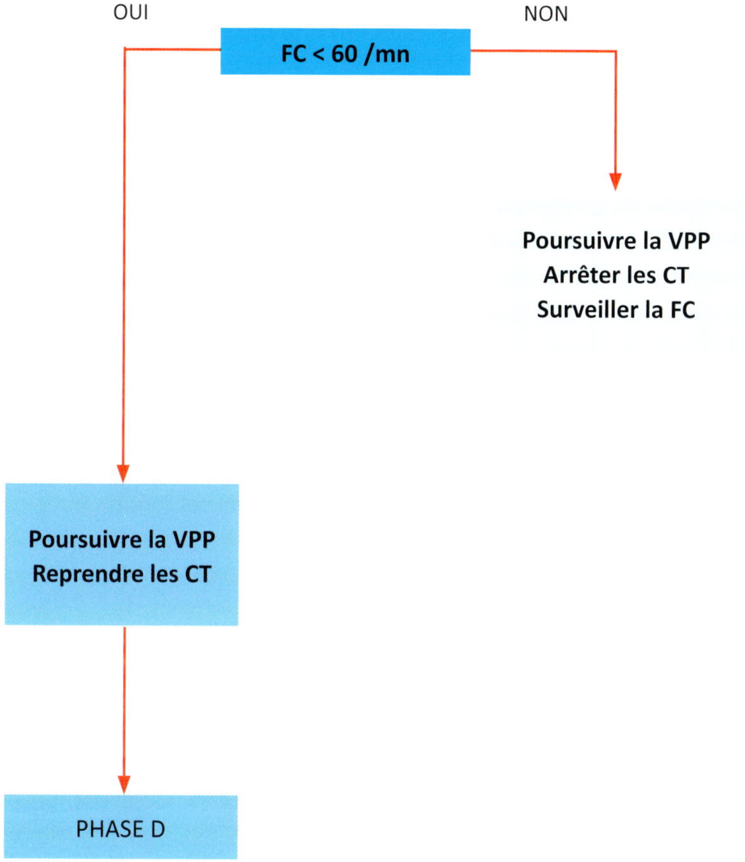

PHASE D

VOIE D'ABORD VEINEUSE D'URGENCE : LE CATHÉTER VEINEUX OMBILICAL

Une troisième personne est nécessaire (les 2 premières continuant les CT et la ventilation).
Le renfort d'une 4ème personne est idéal pour aider à la pose du CVO et préparer les médicaments.

Le matériel

Voir chapitre « Préparations ».

Le geste

- Asepsie (désinfection de la région ombilicale et du cordon ; gants stériles).
- Purge du cathéter et du robinet à 3 voies avec du sérum physiologique.
- Mise en place d'un champ troué.
- Mise en place d'une ligature lâche à la base du cordon prête à être serrée en cas d'hémorragie importante lors de la section du cordon.

♦ Section du cordon au bistouri (coupe franche) à 1,5 - 2 cm de la peau

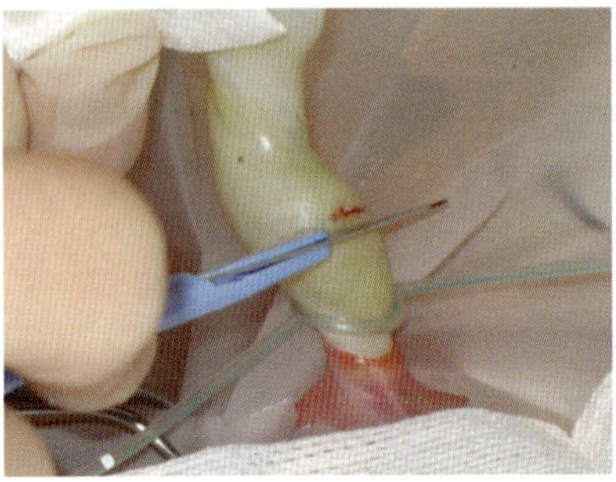

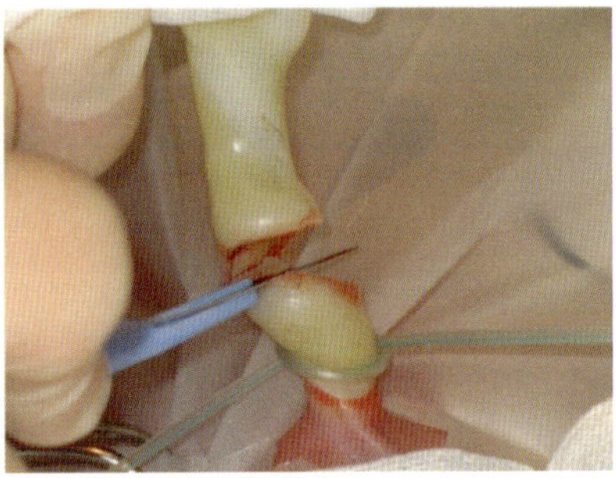

- Légère traction du cordon à l'aide d'une pince

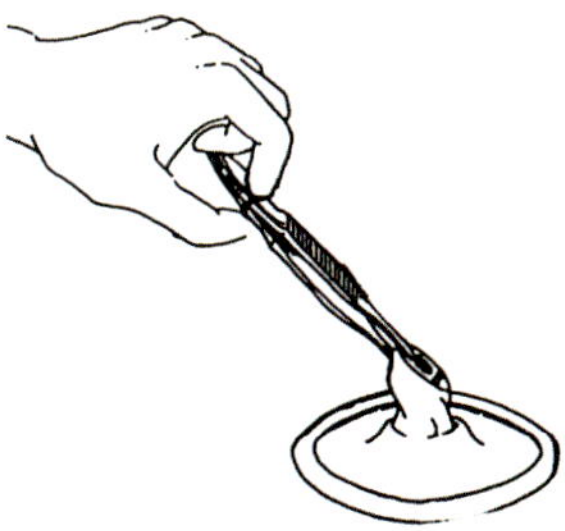

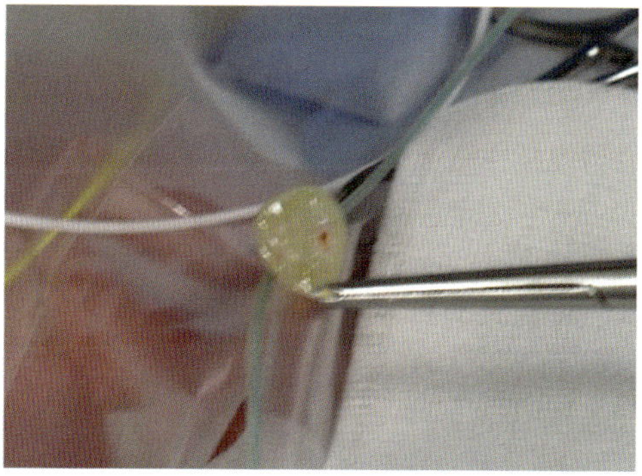

- Repérage des vaisseaux ombilicaux

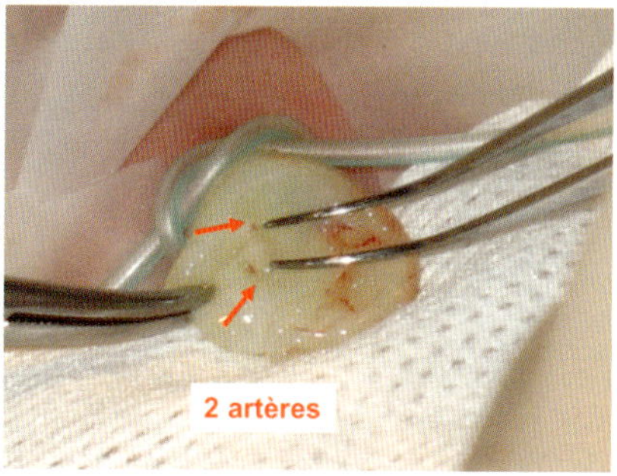

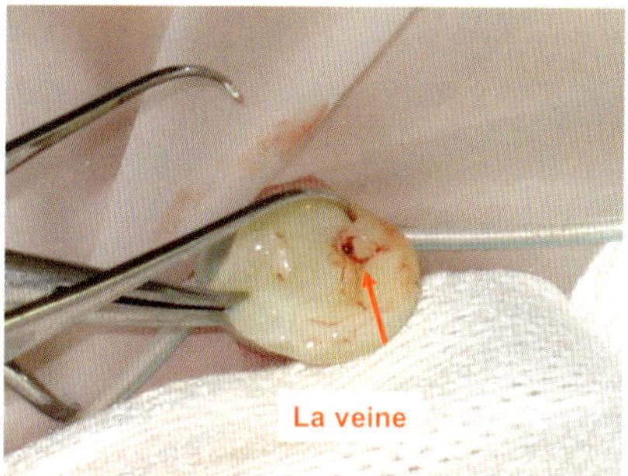

- En urgence :

le cathéter est inséré sur une longueur d'environ 5 cm pour les enfants à terme (3000 g).

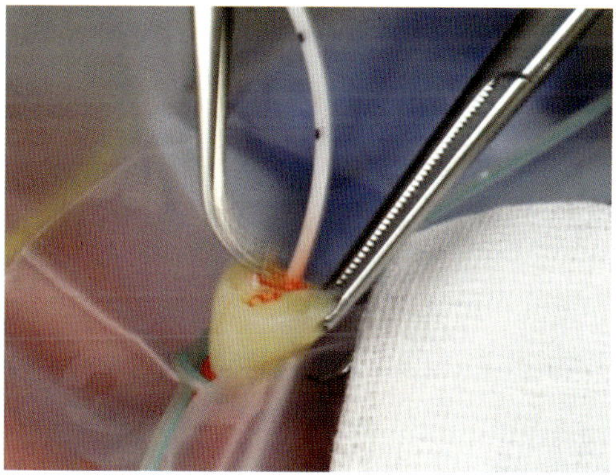

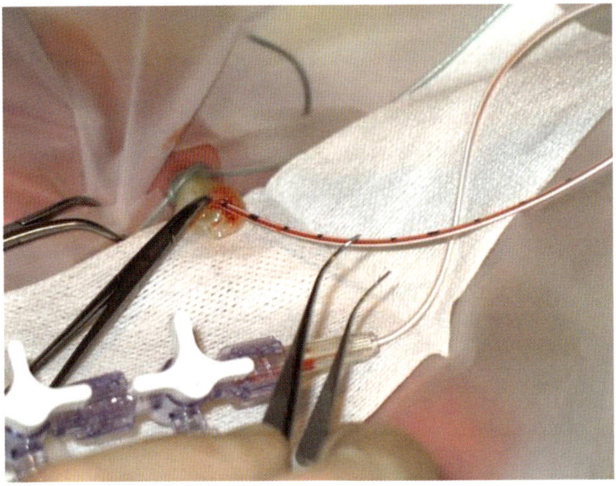

- Avant injection de médicament, il faut vérifier à l'aide de la seringue de sérum physiologique ayant servi à purger :

→ l'existence d'un reflux franc de sang à l'aspiration ;
→ l'absence de retour de liquide par la veine lors de l'injection.

ADRÉNALINE

Préparation

Quelle que soit la présentation, il faut parvenir à une concentration de 1 ml = 100 µg.

PRÉSENTATION	DILUTION	PRODUIT FINAL
1 ml = 1 mg = 1000 µg	Prendre 1 ml de la présentation à diluer dans 9 ml de sérum physiologique **soit 10 ml = 1000 µg**	10 ml à une concentration de **1 ml = 100 µg.**

Utiliser de préférence des seringues de 1 ou 2,5 ml pour l'injection (graduations plus précises).

Administration

- Voie IV directe recommandée (CVO) dès que possible :

10 à 30 µg /kg soit 0,1 ml à 0,3 ml /kg de la dilution ; puis rinçage avec sérum physiologique.

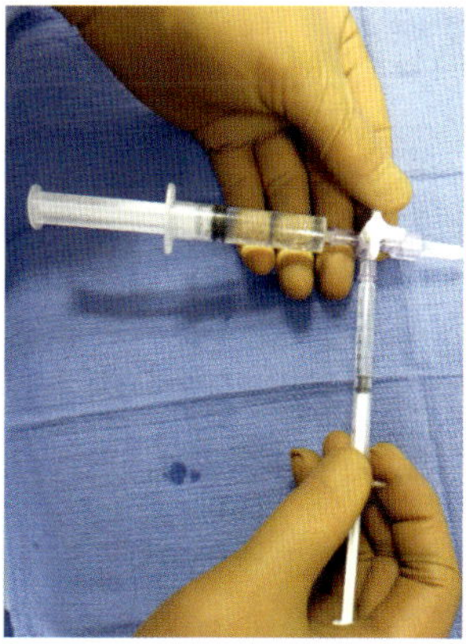

Injection d'adrénaline (seringue de 1 ml)

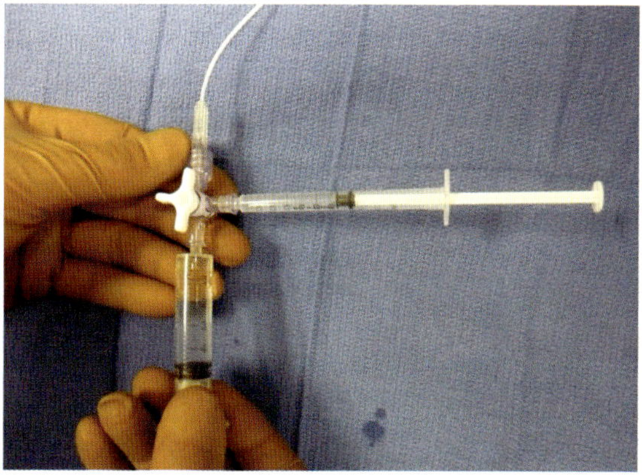

Rinçage avec sérum physiologique

Il est conseillé de monter la seringue d'adrénaline et la seringue de rinçage (sérum physiologique) sur le robinet à 3 voies, ce qui permet d'effectuer les rinçages sans désadapter la seringue d'adrénaline après chaque injection.

- Voie intra-trachéale

Si l'enfant est intubé en attendant la voie IV ou si la voie IV est impossible :

- 50 µg /kg à 100 µg /kg → soit 0,5 ml /kg à 1 ml /kg de la solution titrée à 1 ml = 100 µg sans dépasser 3 ml.
- Faire suivre l'instillation par 5 insufflations à l'aide de l'appareil de ventilation.

Compte tenu des volumes plus importants, des seringues de 2,5 ou 5 ml seront plutôt utilisées pour l'instillation intra-trachéale.

- Noter le nombre d'injections

EXPANSION VOLÉMIQUE

Indications

Hypovolémie liée à une anémie par spoliation sanguine aiguë et massive.

En faveur du diagnostic :

- les données obstétricales : contexte hémorragique (ex : hémorragie de Benckiser) mais souvent, l'hémorragie fœtale n'est pas objectivable immédiatement (transfusion fœto-maternelle massive, transfusion fœto-fœtale en cas de grossesse gémellaire monochoriale) ;
- **pâleur cutanéomuqueuse intense** (élément principal du diagnostic) ;
- pas ou peu d'efficacité des manœuvres de réanimation pourtant correctement effectuées ;
- taux d'hémoglobine très bas (dosage par ponction au cordon ou par ponction veineuse ou par micro-méthode (HemoCue®), intéressante dans ces situations urgentes **mais un taux normal n'exclut pas le diagnostic** (en cas de spoliation suraiguë et récente).

Modalités

Soluté isotonique NaCl 0,9 % (sérum physiologique) par voie IV (CVO) : 10 ml/kg en 5 à 10 mn ou injection manuelle lente (1 ml /kg /mn) renouvelé jusqu'à efficacité.

Dès que possible, relais par transfusion de culot globulaire O Rh (-), si possible CMV (-).

ÉVALUATION 60 SECONDES APRÈS INJECTION D' ADRÉNALINE

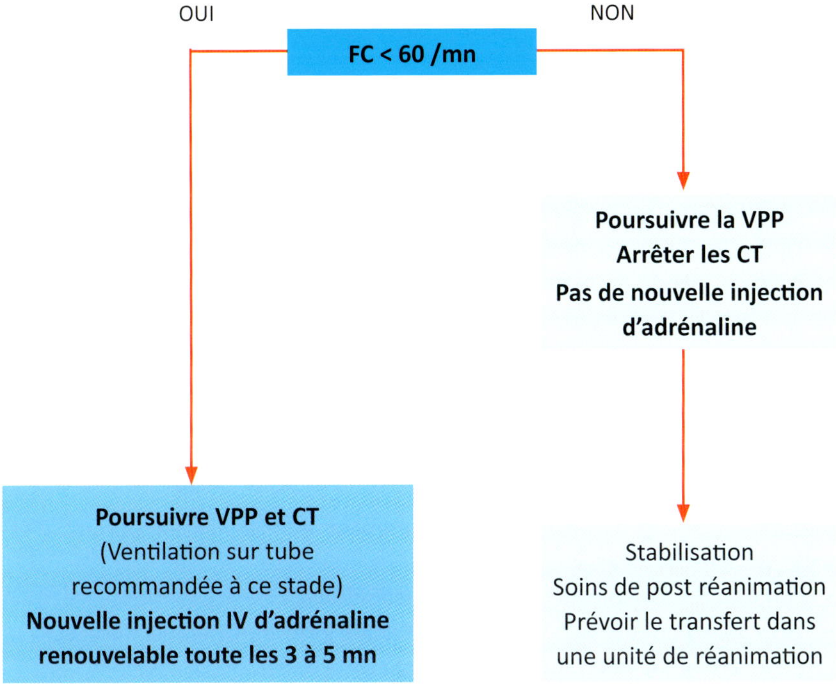

SUSPENSION DES MANŒUVRES DE RÉANIMATION

Elle doit être envisagée lorsque le nouveau-né reste sans vie (aucune fréquence cardiaque, aucun mouvement respiratoire), après 10 à 15 mn d'efforts de réanimation continue et adaptée.
Il faut néanmoins tenir compte :

- de la cause de l'arrêt cardio-respiratoire ;
- de l'âge gestationnel ;
- de la gravité d'une éventuelle malformation ;
- de la possibilité de réversibilité de la situation ;
- du degré de morbidité et des séquelles consentis par les parents lors des entretiens anténatals ou post-natals immédiats.

En cas de FC < 60 /mn à la naissance et le demeurant après 10 à 15 mn d'une réanimation bien menée et continue, il n'y a pas de preuves suffisantes sur le devenir pour guider la décision d'interrompre ou de poursuivre la réanimation.

En cas de décès, si la cause n'est pas clairement établie, il est important d'essayer de la déterminer en effectuant :

- un examen clinique, la prise des mensurations ;
- des prélèvements bactériologiques (liquide gastrique, hémoculture, LCR) ;
- une radiographie du squelette entier ;
- d'autres examens ou prélèvements en fonction du contexte.

Un entretien entre les parents et les médecins concernés doit avoir lieu dans les suites immédiates du décès pour les informer des circonstances qui ont conduit à l'inefficacité de la réanimation. L'homogénéité de l'information au sein de l'équipe obstétrico-pédiatrique est importante.
Si une autopsie et /ou des examens génétiques paraissent nécessaires, une autorisation parentale doit être obtenue.
Il est souhaitable que le ou les médecins référents revoient les parents à distance une ou plusieurs fois pour reparler, dans un climat moins « émotionnel », des circonstances du décès avec les résultats des éventuels examens effectués. Cela permet soit de donner un diagnostic précis, soit d'avancer les hypothèses les plus plausibles sur ce qu'il s'est passé.

ALGORITHME DE LA RÉANIMATION DU NOUVEAU-NÉ EN SALLE DE NAISSANCE

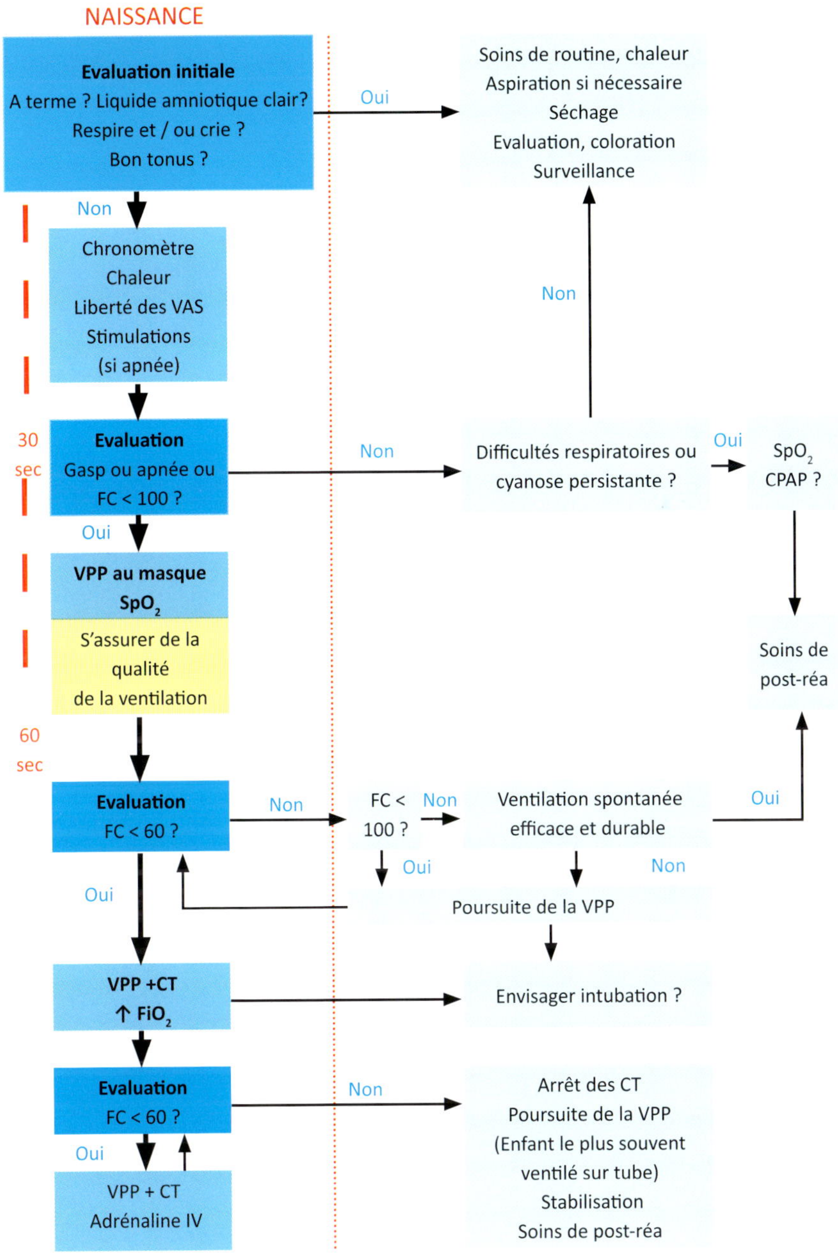

POST-RÉANIMATION

POURSUITE DES SOINS DE L'ENFANT

MONITORAGE

- Fréquence cardiaque.
- SpO_2.
- Pression artérielle.
- Fréquence respiratoire.

STABILISATION DES GRANDES FONCTIONS

FONCTION RESPIRATOIRE

Oxygénothérapie d'un enfant en ventilation spontanée

- Oxygénation à l'aide d'un BAVU

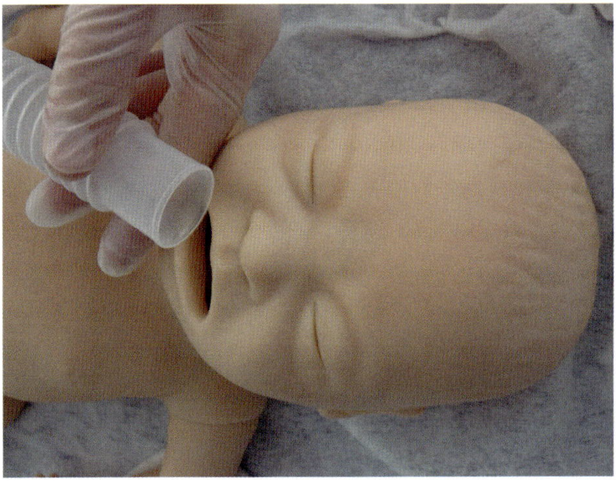

Le gaz qui s'échappe à l'extrémité du réservoir est celui qui alimente le ballon : débit et FiO_2 sont identiques.
L'enfant peut donc être oxygéné en plaçant l'extrémité du réservoir sous son nez, la FiO_2 est celle du gaz d'alimentation du ballon.

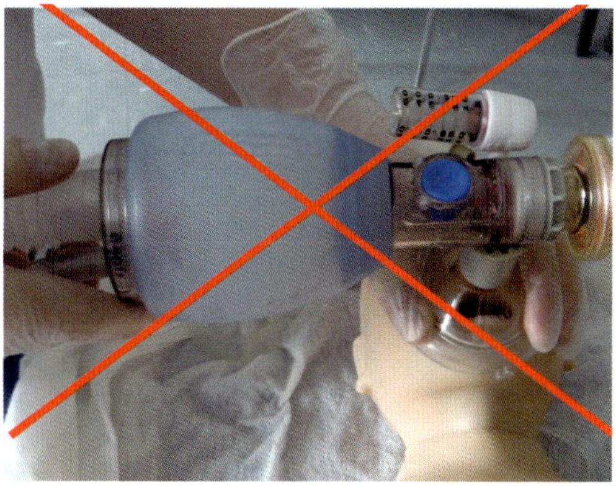

En l'absence de compression d'un BAVU, aucun gaz ne circule dans le masque quels que soient le débit et la FiO_2 du gaz d'alimentation.
Par conséquent, l'enfant **n'est pas oxygéné** lorsqu'on applique simplement le masque sur sa bouche et son nez en maintenant le ballon sans le comprimer (en pensant que ce n'est pas la peine puisque l'enfant respire spontanément).
De plus, ce geste est **dangereux :** si le masque est maintenu hermétiquement, il n'y a aucun renouvellement d'air dans le masque : l'enfant respire dans un espace confiné et s'asphyxie progressivement.

En cas d'utilisation d'un BAVU, cette façon de faire est à proscrire totalement.

- Oxygénation à l'aide d'un insufflateur manuel avec pièce en T

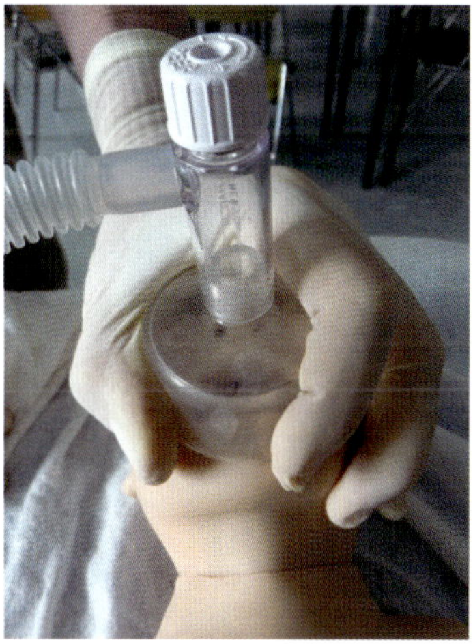

Le masque relié à la pièce en T est en permanence balayé par le gaz d'alimentation de l'appareil au débit et à la FiO_2 réglés. L'enfant peut donc s'oxygéner en respirant dans le masque.
Si le masque est appliqué hermétiquement (absence de fuites) le débit d'alimentation et les gaz d'expiration s'échappent intégralement par l'orifice expiratoire de la pièce en T. La PEP réglée s'applique à chaque expiration de l'enfant (VS PEP).

En cas de ventilation mécanique

Il faut veiller à la bonne adaptation de l'enfant au respirateur :

- GDS (si CVO ou si Tc PO_2 / Tc PCO_2 disponibles) ;
- analgésie-sédation ;
- aspiration trachéale si encombrement.

Les aspirations trachéales se font avec un maximum d'asepsie.
Le n° de la sonde d'aspiration est le double du n° de la SIT (ex : n° 5 pour une SIT 2,5 ; n° 6 pour une SIT 3).
La distance d'insertion de la sonde d'aspiration dans la sonde trachéale doit être étalonnée au préalable afin d'éviter :

- un traumatisme trachéal si la sonde est trop enfoncée ;
- une aspiration inefficace si elle n'est pas assez enfoncée.

Extubation en salle de naissance

Un nouveau-né intubé en salle de naissance et qui n'a pas eu de réanimation poussée (pas de CT, pas d'adrénaline) peut être extubé si les critères suivants sont réunis :

- mouvements respiratoires spontanés et efficaces ;
- FC > 100 /mn ;
- SpO_2 normale après arrêt de toute oxygénothérapie ;
- bon état hémodynamique ; coloration cutanée normale ;
- bon comportement neurologique (bon tonus, bonne réactivité, bonne vigilance, absence de mouvements anormaux).
- Il faut être particulièrement prudent dans deux situations :
  - contexte de liquide amniotique méconial, surtout si les aspirations trachéales sont productives ;
  - contexte d'encéphalopathie anoxo-ischémique.

En cas de doute, il est prudent de demander un avis (réanimation néonatale, SMUR néonatal).

FONCTION HÉMODYNAMIQUE

Les principaux critères hémodynamiques doivent être évalués : FC, PA, coloration, TRC.

Y-a-t-il indication de médicaments à visée hémodynamique, d'expansion volémique, de transfusion de culot globulaire ?

FONCTION NEUROLOGIQUE

Évaluation clinique

Repérer les contextes d'EAI pouvant conduire à une indication d'hypothermie corporelle

- Indication
  - AG ≥ 36 SA **ET** PN > 1800 g ;
  - **ET** naissance dans un contexte d'asphyxie périnatale (évènement aigu périnatal, ARCF) ;
  - **ET** au moins 1 des critères suivants :
    1) Apgar ≤ 5 à 10 minutes ;
    2) nécessité d'une assistance respiratoire poursuivie à 10 mn (ventilation au masque ou intubation) ;
    3) acidose métabolique sévère à la naissance ou dans l'heure suivant la naissance (au cordon ou sur tout autre gaz du sang artériel, veineux ou capillaire): pH < 7 avec BD ≥ 16 mmol /l ou lactates ≥ 11 mmol /l.
  - **ET** signes cliniques d'encéphalopathie :
    - altération de la conscience (léthargie, coma) ;
    - ET / OU hypotonie ;
    - ET / OU convulsions ;
    - ET / OU succion absente ou altérée ;
    - ET /OU anomalies des réflexes du système nerveux autonomes (pupilles serrées ou dilatées non réactives ; FC lente ; hypoventilation).

- Lorsque ces conditions sont réunies, il convient :

1) de contacter rapidement le centre régional de référence pour discuter l'indication de mise en hypothermie et d'organiser très vite le transfert du nouveau-né. En effet, si l'indication d'hypothermie est posée, celle-ci doit être **débutée dans les 6 heures suivant la naissance** ;

2) de monitorer soigneusement la température (sonde rectale ou température rectale toutes les 15 mn) ;

3) de **lutter absolument contre l'hyperthermie** : éteindre le chauffage de la couveuse, enlever le bonnet (température cible : entre 35 et 36°C en rectal) ;
4) d'éviter toute hyperoxie (si l'enfant est traité par oxygénothérapie, adapter la FiO_2 pour que la SpO_2 ne dépasse pas 92%) et toute hypocapnie (éviter les PPI et / ou les fréquences ventilatoires trop élevées) ;
5) d'éviter les stimulations nociceptives ; de faire attention au confort de l'enfant;
6) d'éviter toute hypoglycémie ;
7) de prescrire une restriction hydrique à 50 ml /kg /jour ;
8) de discuter au cas par cas des indications d'aminosides et d'anticonvulsivants avec l'équipe référente de réanimation.

DÈS QUE POSSIBLE, SI NÉCESSITÉ DE TRANSFERT, CONTACTER L'UNITÉ DE TRANSPORT MÉDICALISÉ ET LE SERVICE RECEVEUR

REVOIR L'ENFANT DANS SA GLOBALITÉ

EXAMEN CLINIQUE COMPLET

- Contexte étiologique, contexte périnatal (risque infectieux, syndrome malformatif).
- Dépistage d'une éventuelle malformation.
- Identification de l'enfant (ne pas oublier le bracelet nominatif).
- Contrôle thermique (température axillaire).
- Contrôle métabolique (glycémie capillaire, perfusion à base de G 10 %, prévention de l'hypoglycémie).

FIXATION DES PROTHÈSES

CONTRÔLES RADIOLOGIQUES

À visée diagnostique et pour vérifier la position des prothèses.

EXAMENS COMPLÉMENTAIRES EN FONCTION DU CONTEXTE

Par exemple : prélèvements bactériologiques en cas de contexte infectieux.

TRAITEMENTS ÉVENTUELS

Par exemple : antibiothérapie, analgésie...

SURVEILLANCE POST-NATALE

Relevé écrit des constantes et des soins.

COTATION (A POSTERIORI) DU SCORE D'APGAR (1, 3, 5, 10 mn)

	0	1	2
Fréquence cardiaque	0	< 100 /mn	> 100 /mn
Respiration	Nulle	Irrégulière (cri faible) hypoventilation	Efficace (cri vigoureux)
Tonus	Hypotonie globale	Discrète flexion des membres (extrémités)	Mouvements actifs flexion prononcée
Réactivité (stimulation)	Nulle	Grimaces (faible réactivité)	Vive ; cris
Coloration	Pâleur et / ou cyanose diffuse	Corps rose Extrémités cyanosées	Rose

FAIRE ATTENTION AU CONFORT DE L'ENFANT (Y COMPRIS DANS L' ATTENTE D'UN ÉVENTUEL TRANSFERT)

Installation en cocon, manipulations avec douceur, prévention de la douleur, ambiance calme, éviter les agressions sonores et visuelles.

LES DOSSIERS

DOSSIER MÉDICAL

A l'issue de l'intervention en salle de naissance, l'observation médicale doit être rédigée de **façon synthétique et précise.** Le carnet de santé doit être rempli.
Une autorisation de soins doit être signée par les parents (ceci est particulièrement important en cas de transfert).

DOSSIER ADMINISTRATIF

ET LES PARENTS... NE PAS LES OUBLIER !!!

Il faut favoriser le premier contact avec leur enfant et donner des informations aussi précises que possible sur son état de santé.
Il faut se renseigner sur le désir d'allaitement de la maman et, en cas de transfert, donner l'adresse et les coordonnées du service receveur. La réalisation de photographies (si c'est possible) peut alors contribuer à rendre la séparation moins difficile.

PARTICULARITÉS DU PRÉMATURÉ

Le nouveau-né prématuré, du fait de sa condition, est exposé à de multiples complications au moment de sa naissance, surtout avant un âge gestationnel de 32 SA et si une corticothérapie anté-natale n'a pas pu être administrée dans un délai efficace par rapport à la naissance :

- adaptation respiratoire difficile ;
- risque infectieux ;
- hypothermie ;
- hypoglycémie.

Il est également sensible à des apports excessifs d'oxygène ou à des pressions d'insufflation trop élevées, délétères pour les tissus immatures.
La non prise en compte de ces particularités augmente le risque de saignement cérébral, d'où l'importance d'une prise en charge adaptée par un personnel formé.
Lorsqu'il est possible et selon le terme, le transfert in utero vers la structure régionale adaptée la plus proche doit être réalisé, ce qui devrait permettre une prise en charge optimale de la maman et du nouveau-né.

PRÉPARATION

Lorsque qu'une naissance prématurée est annoncée, deux personnes doivent être présentes pour accueillir l'enfant, dont l'une suffisamment expérimentée à la réanimation pour éventuellement réaliser une intubation endotrachéale. En effet, la probabilité qu'elle soit nécessaire est d'autant plus grande que l'AG est plus bas. Si l'enfant ne peut pas être gardé dans la maternité de naissance, il faut prévenir le SMUR néonatal et la structure de soins néonatals (type III ou II (b ou a)) qui, au sein du réseau périnatal, sera la plus adaptée pour la prise en charge. Pour faciliter la prise en charge de ces enfants, quel que soit le niveau de soins de la maternité, il faut avoir organisé et préparé le matériel spécifique.

LA SALLE DE NAISSANCE

La température doit être suffisante : au minimum 26 °C.

LA TABLE DE RÉANIMATION RADIANTE

Elle doit être en préchauffage.
Un bonnet et un film (ou sac) de polyéthylène doivent être disponibles.

L'ASPIRATION :

Des sondes d'aspiration n° 6 et 8 doivent être disponibles.

LE MATÉRIEL DE VENTILATION

La taille du masque pour la ventilation en pression positive doit être adaptée au poids estimé du nouveau-né. L'insufflateur manuel à pression contrôlée avec pièce en T est particulièrement bien adapté pour la prise en charge respiratoire des nouveau-nés prématurés.
Il faut des sondes d'intubation n° 2,5 et 3 ; les sondes d'intubation avec canal latéral facilitent l'instillation de surfactant.
Les lames de laryngoscope doivent être de taille adaptée (Miller 00 et 0), de même que la pince de Magill.
Un mélangeur air-O_2 est recommandé afin de pouvoir régler facilement et précisément la FiO_2 en fonction de la SpO_2 de l'enfant.

DU SURFACTANT EXOGÈNE DOIT ÊTRE DISPONIBLE

Curosurf® (flacons de 1,5 ml = 120 mg et flacons de 3 ml = 240 mg) : suspension pour instillation endotrachéale. Il doit être conservé au réfrigérateur (+2°C à +8°C), à l'abri de la lumière.

CRITÈRES D'ÉVALUATION

En dehors du tonus qui varie avec l' AG, ce sont les mêmes que pour le nouveau-né à terme.

PRISE EN CHARGE DE L'ENFANT

PHASE A

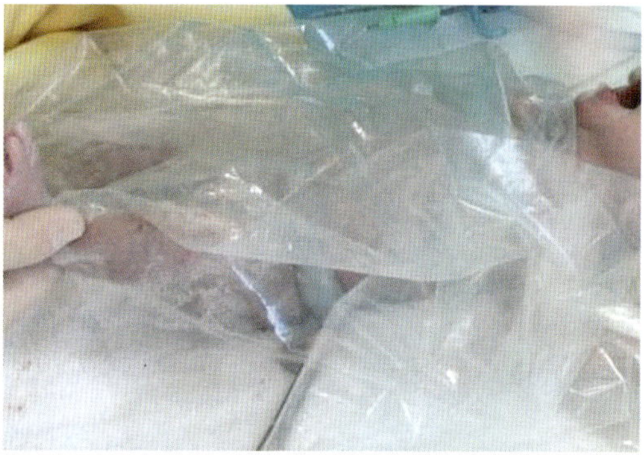

Les nouveau-nés d' AG < 28 SA et PN < 1500 g doivent être enveloppés immédiatement, sans être essuyés, dans un film (ou un sac) de polyéthylène.
La tête, après avoir été séchée, est recouverte d'un bonnet.

En cas de très grande prématurité, la phase A peut être raccourcie.
Un capteur de SpO_2 préductal (main ou poignet droit) doit être rapidement posé y compris chez les enfants dont l'adaptation respiratoire paraît satisfaisante.

PHASE B

Il est vivement recommandé d'utiliser un insufflateur manuel à pression contrôlée avec pièce en T pour la ventilation en pression positive des nouveau-nés prématurés.
Si on utilise un BAVU, un dispositif permettant d'ajouter une PEP et un système de monitorage de la PPI sont recommandés.

PARAMÈTRES DE VENTILATION DE DÉPART :

- Pression d'insufflation : 15-20 cm H_2O
- PEP : 4-6 cm H_2O

- Fréquence : 40-60 /min
- Ti /Te : 1 /3 (1 temps inspiratoire pour 2 temps expiratoires)

L'augmentation du Ti à 2-3 s sur les 3 ou 4 premiers cycles pour améliorer le recrutement alvéolaire est en discussion. Des études complémentaires sont nécessaires pour valider cette façon de faire.

FiO_2

Pour les prématurés d' AG < 32 SA : débuter la ventilation avec une FiO_2 comprise entre 21 et 30 %. Lorsque le nouveau-né est correctement ventilé, utiliser le mélangeur air-O_2 pour ajuster la FiO_2 selon la SpO_2 **afin d'éviter toute hypoxie et toute hyperoxie.**

L' American Heart Association a défini les valeurs à atteindre suivantes :

1 mn : 60-65 % ; 2 mn : 65-70 % ; 3 mn : 70-75 % ; 4 mn : 75-80 % ; 5 mn : 80-85 % ; 10 mn : 85-90 %.

Si ces valeurs ne sont pas atteintes, la FiO_2 doit être augmentée ; lorsqu'elles sont dépassées, la FiO_2 doit être diminuée.

Au-delà des 10 premières minutes : ne pas dépasser une SpO_2 de 92 % tant qu'il existe une supplémentation en O_2.

Il faut éviter les variations brutales de FiO_2 (par exemple : paliers de 10 % toutes les 30 s).

VS-PEP

Dès qu'une ventilation autonome efficace est établie, une VS-PEP au masque au moyen d'un insufflateur avec pièce en T (voir p 103) est bénéfique surtout chez les prématurés d' AG < 28 SA. Elle peut éviter le recours à la ventilation mécanique.

La surveillance repose sur les signes de détresse respiratoire (cotation du score de Silverman) et la SpO_2. L'oxygénothérapie éventuelle sera toujours adaptée au plus juste des besoins de l'enfant (voir ci-dessus). En cas d'efficacité, cette VS-PEP peut être poursuivie en utilisant différents types de prothèses nasales reliées soit à un respirateur traditionnel, soit à un appareil spécifique.

En cas d'inefficacité, le recours à une ventilation mécanique après intubation est nécessaire.

INTUBATION TRACHÉALE

INDICATION PARTICULIÈRE

L'instillation intra-trachéale de surfactant exogène pour traitement curatif d'une détresse respiratoire précoce ou en prophylaxie d'une maladie des membranes hyalines constitue une indication particulière d'intubation trachéale chez le nouveau-né prématuré.

PARTICULARITÉS DU MATÉRIEL

Poids estimé de l'enfant (g)	Taille de la lame de laryngoscope	Numéro de la sonde (DI)	Remarques
< 1000	**00 (< 800 g) ou 0**	**2,5**	
Entre 1000 et 2500	**0 ou 1**	**2,5**	**Pour les marques de SIT dont les DE sont petits, certaines équipes utilisent des sondes n° 3 et d'autant plus que le poids est élevé.** (ANNEXE V p 130)

En cas d'indication très probable de surfactant exogène (grande prématurité), le choix d'une sonde avec canal latéral peut permettre une instillation plus facile et mieux tolérée.

LE GESTE

Il est parfois difficile voire impossible de franchir les choanes chez les enfants de très faible poids de naissance ; une intubation rapide orotrachéale est alors préférable à une tentative prolongée d'intubation ou à une intubation non réussie par voie nasale.

REPÈRES DE BONNE POSITION DE LA SONDE

Intubation oro-trachéale : repère à la lèvre supérieure : **6 + le poids (en kg)**.
Intubation naso-trachéale : repère à la narine : **7 + le poids (en kg).**

MESURE DE L'$EtCO_2$

Il faut se méfier des faux négatifs avec les méthodes colorimétriques, lors des premières insufflations chez les grands prématurés qui ont des volumes d'échange gazeux faibles.

INSTILLATION INTRA-TRACHÉALE DE SURFACTANT EXOGÈNE (CUROSURF®) :

Elle est indiquée à titre curatif devant l'apparition rapide d'une détresse respiratoire ou à titre prophylactique selon les protocoles régionaux.
La posologie est de 200 mg /kg (soit 2,5 ml /kg).
Après la sortie du réfrigérateur, le produit doit être réchauffé à 37°C avant utilisation et agité doucement de haut en bas afin d'obtenir une suspension uniforme.
Il est ensuite prélevé avec une seringue et une aiguille stérile.
Avant l'instillation, il faut vérifier la bonne position de la SIT par les repères de la sonde (voir ci-dessus) et par l'auscultation.
Puis le produit est instillé au niveau de la trachée, en bolus :

- soit par l'intermédiaire d'une sonde d'aspiration introduite stérilement dans la SIT et enfoncée d'une longueur telle que son extrémité inférieure se retrouve juste à l'extrémité inférieure de la SIT (d'où l'intérêt d'avoir établi au préalable un système de repérage entre les sondes d'aspiration et les SIT dont on dispose pour savoir à quel repère il faut cesser d'enfoncer la sonde d'aspiration par rapport à l'extrémité supérieure de la SIT).
- soit par l'intermédiaire du canal latéral de la sonde d'intubation si elle en est dotée.

Juste après l'instillation, il faut ventiler manuellement l'enfant (environ 1 mn) pour permettre une distribution aussi uniforme que possible du produit dans l'arbre aérien, avec la même FiO_2 que celle avant traitement.
Ensuite :

- en cas d'instillation à visée curative, il est important de surveiller l'amélioration respiratoire (monitorage de la SpO_2) qui peut être rapide. Les constantes de ventilation seront adaptées en conséquence, en particulier la FiO_2 ;
- en cas d'instillation à visée prophylactique, l'extubation doit idéalement être précoce, suivie de l'application immédiate d'une VS-PEP.

Dans tous les cas, il faut surveiller étroitement l'état respiratoire (clinique, SpO_2) et l'état hémodynamique (PA). Il ne faut pas aspirer dans la trachée durant les 3 à 6 heures qui suivent l'administration du surfactant.

PHASE D

Si un CVO doit être posé en urgence, l'insertion doit être d'environ 3 cm pour les enfants < 1000 g. Si une expansion volémique est nécessaire, elle doit être réalisée lentement en raison du risque de saignement intracrânien.

SOINS DE POST-RÉANIMATION

Tout au long de la prise en charge, l'hypothermie doit être prévenue. Il faut :

- surveiller de façon continue la température par sonde thermique ;
- surveiller la glycémie capillaire ;
- mettre en place rapidement un abord veineux (CVO ou VVP) en raison du risque d'hypoglycémie (le CVO doit être posé de façon stérile, si possible en position centrale (contrôle radiologique) pour pouvoir le conserver quelques jours ; l'apport IV de glucose se fait avec du sérum glucosé 10 % (80 ml /kg /jour) avec ajout de calcium (gluconate de calcium : 30 mg /kg /jour) ;
- installer le nouveau-né en cocon ;
- éviter les stimulations sonores et lumineuses trop intenses.

Il est important de tenir compte du contexte de la prématurité, et lorsqu'une origine infectieuse est suspectée, une antibiothérapie doit être envisagée après prélèvements bactériologiques (prélèvements périphériques, hémoculture).

En cas de ventilation mécanique :

- Un monitorage de la PCO_2 ($TcPCO_2$ ou GDS) est nécessaire pour adapter la ventilation ; il faut éviter les variations importantes de PCO_2 (risque d'hémorragie cérébrale).
- Paramètres de ventilation :
  - PEP : + 5 cm H_2O ;
  - pressions d'insufflation : 10 à 15 cm H_2O au dessus de la PEP (pression maximale à 15-20 cm H_2O à adapter à la clinique et à la PCO_2) ;
  - fréquence : 40-60 /mn avec Ti à 0,3 s ;
  - les paramètres de ventilation doivent être adaptés à la clinique, à la SpO_2 et à la PCO_2.

DISCUSSION ÉTHIQUE

Lorsque le risque de naissance prématurée est important, et dans la mesure du possible, il est souhaitable que l'équipe pédiatrique, après concertation obstétrico-pédiatrique, rencontre une ou plusieurs fois les deux parents en anténatal afin de les informer sur la prise en charge de tels enfants et des risques encourus. Aux limites de la viabilité (entre 23 SA et 25 SA+6 jours), il convient dans la mesure du possible de s'entretenir avec les parents de l'opportunité de proposer des gestes de réanimation ou de mettre en place des soins palliatifs néonatals selon les pratiques du réseau périnatal référent.

CONCLUSION

Les situations d'urgence sont gérées au mieux lorsque sont réunis :

un savoir :
connaître et comprendre la physiopathologie et la sémiologie de ces situations, les possibilités thérapeutiques et les algorithmes décisionnels

ET

un savoir faire :
effectuer correctement les bons gestes aux bons moments en évitant les gestes inutiles potentiellement nuisibles

ET

un savoir être :
gérer le stress et ne pas tomber dans le piège de l'agressivité ;
travailler correctement en équipe : bien communiquer (comprendre les autres et se faire comprendre d'eux ; s'exprimer correctement ; bien définir le rôle de chacun) ;
savoir préparer, anticiper et appeler à l'aide quand il le faut ;
bien se comporter et bien communiquer avec la famille.

Savoir, savoir faire et savoir être qu'il faut se donner les moyens d'acquérir.

ANNEXES

ANNEXE I

- Référence American Heart Association :

Perlman JM, Wyllie J, Kattwinkel J, Atkins DL, Chameides L, Goldsmith JP, Guinsburg R, Hazinski MF, Morley C, Richmond S, Simon WN, Singhal N, Szyld E, Tamura M, Velaphi S ; on behalf of Neonatal Resuscitation Chapter Collaborators. Part 11 : neonatal resuscitation : 2010 International Consensus on Cardiopulmonary Resuscitation and Emergency Cardiovascular Care Science With Treatment Recommendations. *Circulation.* 2010 ; 122 (suppl 2) : S516-S538.

- Référence European Resuscitation Council :

Richmond S, Wyllie J, et al. European Resuscitation Council Guidelines for Resuscitation 2010. Section 7. Resuscitation of babies at birth. *Resuscitation.* 2010 ; 81 : 1389-99.

- European consensus guidelines:

Sweet D, Carnielli V, Greisen G, Hallman M, Ozek E, Plavka R, Saugstad O, Simeoni U, Speer C, Halliday H ; European consensus guidelines in the management of neonatal respiratory distress syndrome in preterm infants - 2010 update. *Neonatology.* 2010 ; 97: 402-417.

ANNEXE II

Variations des FiO_2 d'un mélange air-O_2 en fonction des variations des débits d'air et d'O_2 constitutifs du mélange : exemples pour 6 l /mn et 10 l /mn de débits totaux.

Débit total : 6 l/mn

FIO_2 (%)	21	26	33	40	46	53	60	66	73	80	86	93	100
Débit air (l /mn)	6	5,5	5	4,5	4	3,5	3	2,5	2	1,5	1	0,5	0
Débit O_2 (l /mn)	0	0,5	1	1,5	2	2,5	3	3,5	4	4,5	5	5,5	6

Débit total : 10 l/mn

FIO_2 (%)	21	29	37	45	53	60	68	76	84	92	100
Débit air (l /mn)	10	9	8	7	6	5	4	3	2	1	0
Débit O_2 (l /mn)	0	1	2	3	4	5	6	7	8	9	10

ANNEXE III

Recommandation AHA (American Heart Association) 2010 :

« Les preuves disponibles ne soutiennent ni ne contredisent l'aspiration endotrachéale systématique chez un nouveau-né déprimé né dans un liquide amniotique méconial ».

Recommandation ERC (European Resuscitation Council) 2010 :

« En absence d'essais contrôlés randomisés, il n'y a pas de preuve suffisante pour recommander un changement de la pratique habituelle consistant à effectuer une aspiration oropharyngée directe et une trachéo-aspiration chez les nouveau-nés non vigoureux nés dans un liquide amniotique méconial, si ce geste est réalisable ».

ANNEXE IV

- Capnométrie directe par absorption d'infrarouges non dispersés type EMMA® (chez PHASE IN)

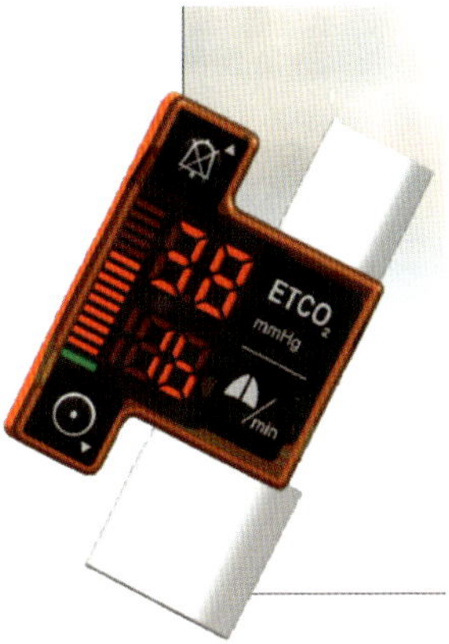

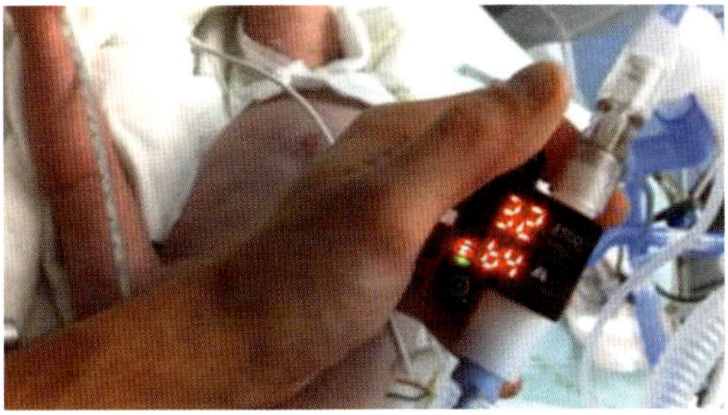

- Analyseur de l'Et CO_2 par méthode colorimétrique

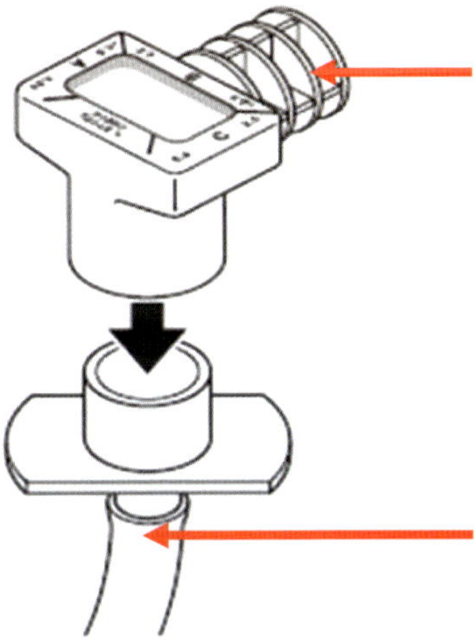

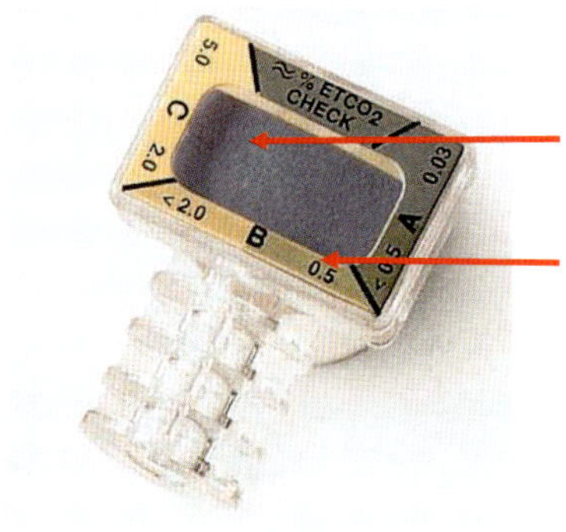

Plage colorimétrique : couleur en fonction de la teneur en CO_2

Echelle de couleurs sur les bords du dispositif (étalonnées selon le taux de CO_2) :
Gamme A : 0,03 à 0,5 % CO_2 (< 4 mm Hg)
Gamme B : 0,5 à < 2 % CO_2 (4 à < 15 mm Hg) Gamme C : 2 à 5 % CO_2 (15 à 38 mm Hg)

Exemple de matériel présenté ici : Pedi-cap® chez Nellcor

Après 4 à 5 insufflations, le taux de CO_2 expiré est donné par la couleur de la plage colorimétrique au temps expiratoire, comparée aux couleurs représentées sur les bords du dispositif.
Il existe d'autres dispositifs fonctionnant sur le même principe Ministat CO_2® (Mercury Medical). Ces dispositifs détectent le CO_2 expiré avec une bonne sensibilité et une bonne spécificité.

- Dispositifs associés à un module intégrable au sein d'un scope multiparamétrique associant capnométrie et capnographie

Pour les salles de naissance équipées d'un scope multiparamétrique, il est possible selon le type et la marque de l'appareil, d'adapter un module d'analyse du CO_2 expiré.
L'analyse se fait par l'intermédiaire d'une pièce placée entre l'embout de la sonde d'intubation et le BAVU, et reliée au moniteur.

Vers le BAVU

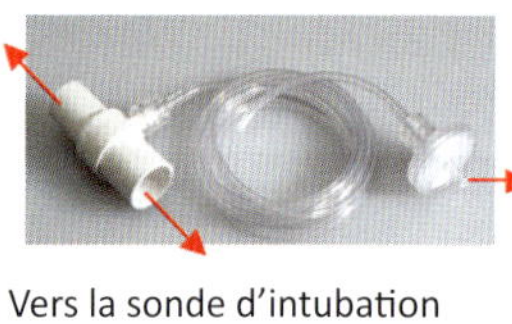

Vers le moniteur

Vers la sonde d'intubation

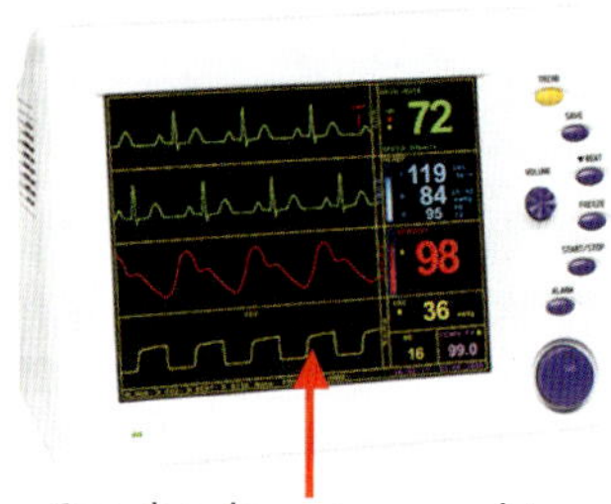

Courbe de capnographie

Interprétation de la capnographie :

Phase III : plateau alvéolaire. Augmentation plus lente du CO_2 correspondant à la vidange des alvéoles les moins bien ventilées (et donc avec un taux de CO_2 plus élevé, pour atteindre un maximum qui est l'Et CO_2)

Phase II : augmentation rapide du CO_2 éliminé (vidange des alvéoles les mieux ventilées et donc avec un moindre taux de CO_2)

Phase I : début de l'expiration ; passage des gaz de l'espace mort ne participant pas aux échanges et par conséquent absence de CO_2.

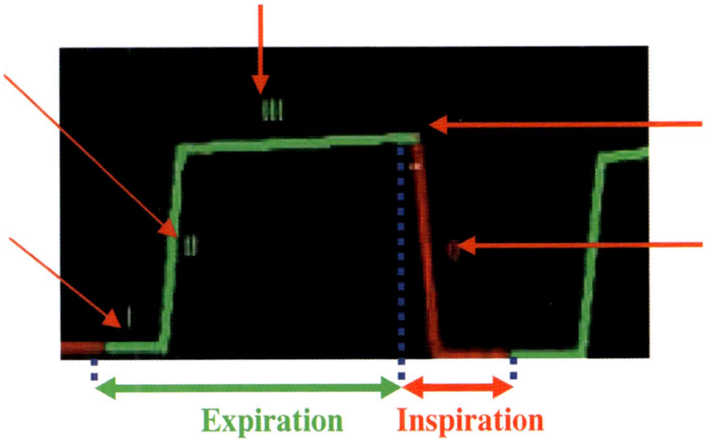

Et $CO_2 \approx$ 5 % (35 à 38 mm Hg)

Phase 0 : insufflation de gaz frais ; chute rapide du taux de CO_2.

ANNEXE V

Diamètre interne	Diamètre externe				
	VYGON®	MALLINCKRODT®	SMITHS-PORTEX®	TELEFLEX- RÜSCH®	
				Magill ou Murphy (PVC)	**Souple** (PVC) **ou Extra souple** (silicone)
2,5	4,1	3,6	3,5	3,3	4
3	4,6	4,3	4,2	4	4,7
3,5	5,2	4,9	4,8	4,7	5,3
4	5,7	5,6	5,5	5,3	6

Achevé d'imprimer en juillet 2015
sur les presses du

Groupe Horizon

Parc d'activités de la plaine de Jouques
200, avenue de Coulin
F - 13420 Gémenos

Dépôt légal : juillet 2015
N° d'impression : 1507-044
Imprimé en France